Inhalt

Abstract

Impressum

Der Autor

Danksagung

I. Vorwort

1. Allgemeine Zusammenfassung

2. Der Entschluss zu helfen

3. Erläuterungen

4. Hinweis

II. Vermeidung von Rückfällen

1. Was bedeutet Alkoholmissbrauch?

2. Wann tritt die Abhängigkeit auf?

3. Wege in den Entzug

4. Offen mit dem Thema umgehen

5. Beispiele und Lösungsansätze

5.1. Warum es die Kennzeichnung auf Lebensmitteln braucht

5.2. Obacht bei Medikamenten

5.2.1. Falsche Deutung

5.3. Alkohol und Nikotin

6. Grundsätzliches und Regelungen

7. Arten von Rückfällen

8. Neue Wege gehen und Tabus brechen

8.1. Die Suchthilfe-App

8.2. Drei mentale Techniken

8.3. Das Lotsennetzwerk

III. Hilfe und Unterstützung für Angehörige

1. Co-Abhängigkeit – Mitbetroffenheit

1.1. Die Helfer und Nutznießer

1.1.1. Beschützen und Erklären

1.1.2. Kontrollfunktion

1.1.3. Vorwürfe und Anklage

2. Erfahrungen

2.1. Das Kind

2.2. Körperliche Gewalt in der Partnerschaft

2.3. Seelische Gewalt in der Partnerschaft
2.4. Resistent gegen außen
2.5. Eltern-Kind-Abhängigkeit
2.6. Abhängigkeit im Beruf
3. Gesundheitliche Schäden
3.1. Kinder
4. Wege aus der Co-Abhängigkeit
4.1. Im beruflichen Umfeld
4.2. In der Beziehung
4.3. Hilfen
IV. Reale Selbsthilfegruppe oder Facebook Gefährlicher Selbstbetrug und kein Ersatz? Der Versuch einer Erklärung
1. Erlebnisse
2. Beispiele
3. Negativerlebnisse
4. Dramatische Entwicklung
5. Fachliche Kompetenz?
6. Hexenjagd 2018
7. Zusammenfassung
Kontaktadressen
Impressum
V. Wichtige Adressen
Selbsthilfegruppen:

Burkhard Thom
Alkohol – Hilfeschrei

*Die Unterstützung von Menschen,
die suchtkrank sind oder
im Umfeld von Suchtkranken leben,
sind mein Hauptanliegen.*

Sachbuch/Ratgeber

Der Autor

Burkhard Thom beendete nach vierundzwanzig Jahren 1992 seine aktive Zeit der Alkoholabhängigkeit. Danach folgten weitere vierundzwanzig Jahre einer beruflichen Karriere, die mit zahllosen Auslandsreisen, gesellschaftlichen Verpflichtungen und vielen persönlichen Kontakten versehen war, während derer er fast immer mit Alkohol in Berührung kam. Diese Tatsache, aber auch das Wissen, wie sehr das Umfeld unter dem Alkoholkonsum litt, wie sehr auch die Angehörigen davon betroffen sind, brachten ihn auf die Idee, anderen Menschen zu helfen. So entstand 2016 der Ratgeber Alkohol – Die Gefahr lauert überall. Es folgten Lesungen und Gespräche in Kliniken, Suchtorganisationen und Selbsthilfegruppen, und Auftritte in Funk und Fernsehen.

Inzwischen stehen die Unterstützung von Angehörigen und die Vermeidung von Rückfällen im Mittelpunkt seiner Arbeit. Anders als bei gewinnorientierten Coaches geht es ihm um die Unterstützung auf individueller und persönlicher Basis.

„Im Mittelpunkt steht der Mensch – niemals der Profit.“

Danksagung

Ich bedanke mich an dieser Stelle für die zahlreichen Einladungen zu Gesprächen, Lesungen und Vorträgen. Nur durch die Informationen und durch die Unterstützung der jeweiligen Gruppenmitglieder konnte dieses Buch entstehen. Danke auch an die zahlreichen Facebook-Gruppenmitglieder, die ich hier zitieren durfte und die ihre Erfahrungen sehr offen schilderten. Besonders stolz bin ich auf die Zusammenarbeit mit Rabea Arps (Psychologin, Coach und Hypnotiseurin), Rolf Huth (Mentalcoach und Heilpraktiker) und dem Lotsennetzwerk Thüringen (Marina Knobloch und Frank Hübner). Mit ihrer Hilfe konnten wir völlig neue Perspektiven zur Rückfallvermeidung erarbeiten.

I. Vorwort

Sei froh, dass du „nur" alkoholkrank bist, denn es ist die einzige schwerwiegende Krankheit, deren Ausgang der Betroffene selbst bestimmen kann.

1. Allgemeine Zusammenfassung

Nach der Veröffentlichung des Ratgebers *Alkohol – Die Gefahr lauert überall!* rechnete ich, so wie übrigens die meisten Neuautoren, mit einer Veränderung in meinem Leben. Ich sah das Buch in den Bestsellerlisten für Sachbücher, vermutete eine Resonanz bei Funk und Fernsehen, und vor allem hoffte ich auf ein großes Echo, insbesondere bei alkoholkranken Menschen.

Was ist passiert in den letzten Monaten? Ich habe viel gelernt!

Teile meiner ursprünglichen Annahmen wurden bitter enttäuscht, andere erfüllten sich. Recht behalten habe ich bei den finanziellen Erwartungen, denn trotz recht guter Verkaufszahlen geht der Erlös für die Gestaltung von Lesungen, Gesprächen, Vorträgen und Reisen drauf. Gefestigt hat sich meine Meinung, dass der typische Alkoholiker nicht oder wenig daran interessiert ist, sich mit seiner Krankheit zu beschäftigen. Und schon gar nicht die Erfahrung eines trockenen Alkoholikers lesen möchte.

Ganz anders die Reaktion von Mitbetroffenen (Co-Abhängigen). Auf jeder, und ich betone ausdrücklich: auf jeder, Veranstaltung, nach jeder Veröffentlichung und nach jedem Erstkontakt mit Betroffenen, waren die Reaktionen von Menschen, die im Umfeld von alkoholkranken Menschen leben, gigantisch. Eigentlich kein Wunder, denn der Alkoholiker ist inzwischen in der Gesellschaft „anerkannt", er bekommt Hilfe (wenn er will) und nach einem Outing auch viel Verständnis und Unterstützung bei der Bewältigung seiner Sucht. Anders dagegen wird der „Mitbetroffene" behandelt. Ich verwende im Folgenden überwiegend diesen Ausdruck, denn die Begriffe „Co-Abhängigkeit" und „Co-Alkoholiker" werden oft falsch verstanden. Auch die Suchthilfen verwenden immer öfter die Bezeichnung „Mitbetroffene" und diese trifft auch viel eher den Kern des Problems.

Wir haben in Deutschland rund zwei Millionen erfasste Alkoholiker, dagegen stehen aber rund acht bis zehn Millionen Menschen, die direkt oder indirekt als Mitbetroffene bezeichnet werden. Egal ob wir über Familienmitglieder – wie Kinder und Partner – reden, Freunde, Kollegen oder Nachbarn, die Zahl von Menschen, die von der Alkoholsucht anderer betroffen sind, ist riesig.

Die Mitbetroffenen haben so gut wie keine Lobby. Sie sind allein gelassen, werden ignoriert und von ihrem eigenen Umfeld kaum oder gar nicht wahrgenommen. Dabei ist „Co-Abhängigkeit" in den USA inzwischen als Krankheit anerkannt. In Deutschland ist dies leider noch nicht der Fall. Für den Begriff der Co-Abhängigkeit gibt es unterschiedliche Definitionen, inzwischen hat sich jedoch herauskristallisiert, dass es sich nicht um ein Mitkonsumieren handelt, sondern in erster Linie um die Verbindung zum Suchtkranken. Es existieren Suchthilfegruppen und Therapeuten, die sich auf diese Gruppe spezialisiert haben, aber es gibt derzeit insgesamt viel zu wenig Unterstützung für sie.

So ist es kein Wunder, dass sich mein Schwerpunkt verschoben hat. Seit Monaten suchen täglich Betroffene den Kontakt zu mir. Dies geschieht über die Kontaktadresse im ersten Buch, über die sozialen Netzwerke, während meiner Veranstaltungen, auf Weiterempfehlung und über Kontaktaufnahme „auf der Straße". Ja, inzwischen werde ich von Betroffenen auf der Straße angesprochen. Warum erwähne ich dies hier?

Im ersten Buch machte ich folgende Aussage:

„Ich kann keine Garantie übernehmen, dass der Inhalt des Buches aus der Sucht führt, aber wenn es gelingt, einigen wenigen die Rückkehr in ein normales Leben zu ermöglichen, dann hat sich der Aufwand gelohnt."

Verwertbare statistische Auswertungen über Erfolg und/oder Misserfolg meiner Bemühungen, bei inzwischen täglich zwei Stunden Direktkontakt zu Betroffenen, sind nicht vorhanden. Bei Informationen aus Familien, mit denen ich Kontakt hatte und die ich beraten durfte, verhält es sich ähnlich. Eine begrenzte Anzahl von Menschen hat inzwischen aber ihr Leben verändert, lebt in einem anderen Umfeld und hat sich ihrer neuen Situation angepasst.

Tatsächlich gibt es eine Reihe von Menschen, die ich auf ihrer Reise aus dem Umfeld von Alkoholkranken begleiten durfte, die mir Vertrauen geschenkt haben – für das ich mich an dieser Stelle bedanken möchte – und die ich auch heute noch betreue.

Fakt ist aber auch das zunehmende Interesse an Informationen zu den Themen „Co-Abhängigkeit/Mitbetroffenheit" und „Vermeidung von Rückfällen". Aus diesem Grund habe ich mich entschlossen, einen weiteren Ratgeber zu verfassen.

Aus der Sicht des trockenen Alkoholikers, mit der Erfahrung von fünfundzwanzig Jahren Abstinenz, dem Wissen von fünfundzwanzig Jahren erfolgreicher Rückfallvermeidung und der Unterstützung von vielen Betroffenen aus allen Bereichen, die ebenfalls hier zu Wort kommen sollen. Das alles erneut ohne den erhobenen Zeigefinger, ohne die Aussicht auf einen wirtschaftlichen Erfolg, aber mit dem Ziel, einigen wenigen Betroffenen zu helfen. Ich weiß, dass es schwer ist, einen Weg aus der Sucht zu finden und dauerhaft abstinent zu leben. Ich möchte versuchen, zusammen mit einigen Fachleuten Denkanstöße zu liefern und Unterstützung zu leisten.

Neben den bereits erwähnten Schwerpunkten will ich aber auch auf die sozialen Netzwerke eingehen. Es gibt im Internet zahlreiche Gruppen, Netzwerke und andere Strukturen, die sich mit dem Gesamtproblem „Sucht" beschäftigen.

In meinen Ausführungen will ich keine „Facebook-Schelte" oder einen „Twitter-Shitstorm" vornehmen, die Netzwerke haben eine wichtige Aufgabe in unserer heutigen Gesellschaft. Aber wie in anderen Lebensbereichen auch gibt es Gründe, sehr sorgsam vorzugehen. Es gab und gibt Vorgänge (Diskussionen), die bis an den Rand des Suizidversuches führten, es gab Einweisungen in psychiatrische Einrichtungen, die durch „Shitstorms" verursacht worden sein könnten, und es gab Gruppenmitglieder, die nach einem Besuch einer Gruppe tiefer in der Abhängigkeit steckten als vor dem

Eintritt. Diskussionen in den Facebook-Gruppen sollen und müssen differenziert betrachtet werden. Nicht immer gehen die Teilnehmer in den Diskussionsrunden sachlich auf die Probleme ein, vielfach entstehen Aggressionen, Angriffe auf Unbeteiligte und unsachliche Dialoge. Gruppen auf (z. B.) Facebook können eine Alternative zu realen Gruppen sein, die Voraussetzungen, die Auswirkungen und die Gefahren möchte ich beschreiben.

Bei allen Beschreibungen handelt es sich um meine Erfahrungen und meine Ratschläge. Ich empfehle jedem meiner Kontakte die unbedingte Hinzuziehung eines Therapeuten, einer psychologischen Unterstützung und/oder den Besuch einer Selbsthilfegruppe. Ich bin weder medizinisch noch psychologisch geschult, sondern verfüge ausschließlich über eigene Erfahrungen. Ein Großteil meiner Thesen wird durch fachliche Veröffentlichungen unterstützt, diese sind in den jeweiligen Texten vermerkt, aber es gibt auch Ratschläge, die spontan, intuitiv und „vom Herzen" ausgesprochen werden. Jeder Leser soll den Teil verwenden, den er für sich für richtig hält.

Aus diesem Grund verweise ich noch einmal auf den oben aufgeführten Text und hoffe, dass ich auch mit diesem Ratgeber „einigen wenigen" den Weg in ein anderes Leben ebnen kann.

Natürlich unterstütze ich weiterhin „nasse" Alkoholiker, wenn sie es wünschen und zur Umkehr bereit sind. Ich begleite auch weiterhin Menschen auf dem Weg zur Suchtberatung, berate sie bei einem Erstkontakt über die Möglichkeiten einer Entgiftung oder fahre mit ihnen in eine Langzeittherapie.

Nur eines sollte dabei bedacht werden: Es können immer nur begleitende Maßnahmen sein. Hilfe und Unterstützung, niemals ein Ansatz von Therapie.

2. Der Entschluss zu helfen

In den vergangenen Monaten wurde ich wiederholt aufgefordert, eine eigene Selbsthilfegruppe zu gründen und dort die Unterstützung von Betroffenen aus den Bereichen Abhängigkeit und Co-Abhängigkeit zu übernehmen. Zwei Krankenkassen wären bereit, mich dabei zu unterstützen, denn die Betroffenen haben zu wenig Auswahl, eine geeignete Gruppe zu finden, die sich speziell mit dieser Art von Problemen beschäftigt.

Ich möchte betonen, dass ich Selbsthilfegruppen für absolut notwendig erachte und glaube, dass sie eine wertvolle Unterstützung auf dem Weg in eine dauerhafte Suchtfreiheit bieten. Ein unbedingtes Muss bei der Bewältigung von Abhängigkeiten. Dabei ist es aber auch zwingend erforderlich, dass sich die Betroffenen fallen lassen können und sich innerhalb einer Gruppe wohlfühlen. Aus diesem Grund sollten die Betroffenen sich nicht spontan direkt entscheiden, sondern in Ruhe mehrere Gruppen besuchen und testen, welche davon zu ihnen passt.

Ich vergleiche das immer wieder mit dem Besuch in der KFZ-Reparaturwerkstatt. Keiner von uns weiß, was dort passiert, und nur das Vertrauen zu den Fachleuten bringt uns weiter.

Ich glaube ebenfalls, dass die Betreuung innerhalb einer Gruppe, die meist einmal wöchentlich oder alle vierzehn Tage zusammenkommt, (allein) nicht ausreicht. Aus diesem Grund verzichte ich auch auf die Einrichtung einer Gruppe und widme mich ausschließlich Einzelpersonen in einer direkten Betreuung. Während die Gruppe sehr pauschal mit den Mitgliedern umgehen muss, erfolgt der Umgang mit Einzelpersonen auf sehr persönlicher Basis und unter Einbeziehung des Umfeldes.

Dabei geht es sowohl um die Vermeidung von Rückfällen zwischen Entgiftung und während der Wartezeit auf die Langzeittherapie als auch um Rückfälle, die durch Unachtsamkeit, Unwissenheit oder fehlende Betreuung nach der LZT verursacht werden. Einen besonderen Schwerpunkt bilden auch Hilfe und Unterstützung von Menschen, die sich aus der Co-Abhängigkeit befreien wollen. Wer kennt die Umstände, die Belastungen für sein Umfeld, die Bedrohungen, die Täuschungen, die Lügen und die Ausreden besser als der trockene Alkoholiker? Seine Erfahrungen im Umgang mit seinem Umfeld können eine wesentliche Unterstützung bei der Bewältigung einer Co-Abhängigkeit sein. Deshalb konzentriere ich mich in den letzten Monaten mehr und mehr auf diese Gruppe von Menschen und widme ihnen einen Teil dieses Buches.

Der Kontakt zu den Betroffenen ist sehr intensiv und kraftzehrend, aber individuell. Generell sollten beide Seiten das Recht (und die Pflicht) haben, auch NEIN zu sagen. Ein zu intensiver Kontakt und die Einbindung in die persönlichsten Dinge kann für alle Beteiligten eine sehr große psychische Belastung darstellen. Sollte die Beziehung zu eng werden, die Gefahr einer eigenen Abhängigkeit bestehen oder das Vertrauensverhältnis ausgenutzt oder enttäuscht werden, unterbreche ich die Betreuung.

Warum betone ich dies?

Wie im echten Leben gibt es bei der Betreuung von Suchtkranken (und deren Angehörigen) auch die sogenannten schwarzen Schafe. Suchtberater, die ein Interesse an Unterstützung vorspielen, dabei aber nur den eigenen Vorteil suchen. Die nicht ehrenamtlich oder gegen Kostenerstattung tätig werden, sondern Honorare verlangen, Beiträge in Rechnung stellen oder „Mitgliedschaften" verkaufen. Ich persönlich halte hier Vorsicht für durchaus angebracht. Oft werden Rückfälle verharmlost („Krönchen gerade rücken und weiter laufen."), die Betreuung erfolgt nur halbherzig („Wir sehen uns ja alle vierzehn Tage.") und Unterstützung in bestimmten Notsituationen fehlt. Diese Aussage soll keinesfalls eine Verallgemeinerung darstellen. Fast alle Therapeuten, Psychologen und Berater arbeiten seriös. Lediglich wenn private Investitionen notwendig sind, um eine Beratung, eine Entgiftung oder eine Langzeittherapie zu absolvieren, sollte man sich die Frage stellen, welche Belange dahinterstehen. Privatkliniken haben ein wirtschaftliches Interesse an Patienten, es kann passieren, dass sie Suchtberater bitten, Patienten zur Therapie zu schicken. Es soll Fälle gegeben haben, wo eine Rückfallprävention nur halbherzig durchgeführt wurde, um eine Anschlussbehandlung anbieten zu können.

Bösartige Unterstellung?

Mag sein, aber die vorzeitige Entlassung eines Patienten aus der Langzeittherapie, ohne Abschlussgespräch und ohne fundierte Mitgabe von Verhaltensregeln für die Zeit danach, legt zumindest den Verdacht nahe.

Die Rückfrage bei der Krankenkasse, der Rentenversicherung oder beim Facharzt ist meist ergiebiger als der Ratschlag von privaten Suchtberatern, die auf Honorarbasis arbeiten.

Ein adäquates Hilfsmittel ist hier auch ein Kontakt zu den Suchtberatungsstellen der Kommunen oder die Erfahrungswerte aus den Suchthilfegruppen.

Im ersten Buch wurde von den Lesern kritisiert, es gäbe keinen roten Faden. Meine Antwort ist immer gleich: Den gibt es auch beim alkoholkranken Menschen nicht und auch nicht bei den Mitbetroffenen. Tagtäglich heißt es, sich neuen Situationen zu stellen, sich den Gegebenheiten anzupassen und auf geänderte Verhaltensweisen einzugehen.

Eine geordnete Struktur fehlt im Leben der Betroffenen, egal aus welcher Gruppe, und zum Teil fehlt diese Struktur auch in diesem Ratgeber. Auch dies hat einen Sinn. Das Aufstellen von Regeln ist zwingend erforderlich für eine dauerhafte Trockenheit, aber eine listenartige Aufstellung wird schnell langweilig. Es gibt zahlreiche Dokumentationen über die Bewältigung der Sucht.

Angefangen vom Blauen Buch (Fundament der Genesung für die Anonymen Alkoholiker) über Leitfäden in der Suchthilfe (geschrieben meist von Fachärzten oder Psychologen) bis hin zu Büchern von Prominenten (meist verwässert mit Sex, Drugs and Rock 'n' Roll). Ich versuche mit den

Schilderungen den Spannungsbogen hochzuhalten, das Verständnis für bestimmte Verhaltensweisen zu erlangen und letztlich auf verständliche, aber nicht unbedingt spektakuläre Weise auf die Probleme bei der Umsetzung einzugehen.

Das Verhalten von alkoholkranken Menschen gleicht sich seit Jahrzehnten, diese Krankheit existierte schon zu meinen Kindertagen und es wird sie auch in vielen Jahren noch geben. Im Grunde genommen sind Ratgeber dieser Art zeitlos, sie sollten ab und an überarbeitet und aktualisiert werden, das steht außer Frage. Die medizinischen Möglichkeiten schreiten voran, die Prävention wird erhöht (darum kämpfe auch ich) und die Maßnahmen zur Rückfallvermeidung haben sich verändert und müssen weiter verändert werden.

Im Verlauf der letzten Wochen und Monate erhielt ich viele Zuschriften, Anrufe und Mitteilungen. Es gab kritische und ermunternde Kommentare, darüber hinaus aber auch eine ganze Reihe von Ausarbeitungen, mit der Bitte um Veröffentlichung. Schilderungen aus der Sicht von Menschen, die ihre eigene Sicht auf die Dinge haben, die eigene Erlebnisse schildern, sich in Gruppen auf Facebook oder Selbsthilfegruppen falsch verstanden oder schlecht aufgehoben fühlen. Aber auch Co-Abhängige, die den Weg aus der Abhängigkeit schafften und Gleichgesinnten helfen wollen, den Weg in ein neues Leben zu erleichtern.

3. Erläuterungen

Bei den beschriebenen Erlebnissen und Schilderungen handelt es sich um authentische Begebenheiten. Die Betroffenen schilderten die Ereignisse aus der eigenen Sicht und werden im Buch zitiert, aber nicht offen dargestellt. Von jedem der Protagonisten liegt eine Einverständniserklärung zur Veröffentlichung vor. Anstand und Schutz vor der Persönlichkeit verbieten aber eine Veröffentlichung, ohne Rücksicht auf die Persönlichkeitsrechte.

Der Betroffene, egal aus welcher Gruppe, steht im Mittelpunkt der Darstellungen. Alle Aussagen sind dokumentiert und können in Streitfällen geprüft werden.

Bei der Beurteilung der Grammatik oder kleinerer Rechtschreibfehler sollte berücksichtigt werden, dass die Inhalte in weiten Teilen im Original zitiert werden. Dies betrifft nicht nur die Beiträge von Betroffenen, sondern auch die Angaben von Industrie, Handel, Kliniken, Selbsthilfegruppen oder anderen Quellen.

Generell gilt die Aussage, dass Alkoholtrinken, neben Tabakrauchen, Bewegungsmangel und unausgewogener Ernährung eine Limitierung der Gesundheit und der Lebenserwartung bildet. So ist es nicht verwunderlich, dass die Weltgesundheitsorganisation (WHO) Alkoholkonsum als bedeutendsten Risikofaktor in der weltweiten Bevölkerung im Alter von 15 bis 49 Jahren (WHO, 2017) führt. Von dort kommt auch die Aussage, dass, neben den bereits erwähnten Faktoren, Alkohol durch eine besonders starke Lebensverkürzung auffällt. Leider ist es immer noch so, dass Alkohol von unserer Gesellschaft verharmlost wird. Es gehört zum täglichen Leben, ist überall leicht verfügbar, Konsum gehört fast zum guten Ton und Alkohol ist preiswert. (vgl. DHS Jahrbuch Sucht 2018, Deutsche Hauptstelle für Suchtfragen)

Zwar ist der Alkoholkonsum in Deutschland seit 1972 kontinuierlich gesunken, allerdings wurde die Bevölkerungszunahme dabei nicht berücksichtigt. Insbesondere die Zunahme der muslimischen Bevölkerung, sie verzichten auf Alkohol, weil er als Rauschmittel das klare Denken verhindert, wird nicht berücksichtigt. Durch die große Zunahme von nicht trinkenden Menschen wird natürlich der Durchschnitt beeinflusst und bei realem Anstieg von Alkoholkonsum wird der Durchschnitt (im Vergleich zu den Vorjahren) verfälscht wiedergegeben.

Ein weiterer Punkt findet aus meiner Sicht wenig Berücksichtigung. Spreche ich mit Freunden und Bekannten, gilt die Gefahr von Krebsrisiken meist nur für den Tabakkonsum. Ich war selbst überrascht, dass die Verbindung „Alkohol und Krebserkrankungen" häufiger thematisiert wird. In zahlreichen Veröffentlichungen, bei Tagungen und Gesprächen in Kliniken höre ich immer wieder, dass Alkoholkonsum der Auslöser für Krebserkrankungen sein kann. Betroffen davon sind Mundhöhle, Rachen, Kehlkopf, Speiseröhre, Brust bei Frauen, die Leber und der Enddarm. Im Bereich Enddarm durfte ich selbst und beim Kehlkopf mein bester Freund eigene Erfahrungen sammeln. In beiden Fällen bestätigten unsere Ärzte einen eventuellen Einfluss durch unsere Trinkgewohnheiten.

Ein häufiges Diskussionsthema bei meinen Vorträgen und Gesprächen bildet die Suche nach Maßnahmen zur Reduzierung des Alkoholverbrauches. Hier ist bisher wenig passiert, aber vergleichen wir die Ideen mit den Möglichkeiten, die seinerzeit beim Nikotinverbrauch eingeleitet wurden:

- Tabaksteuer wurde erhöht
- die Tabakwerbung wurde radikal verändert
- national und international wurden Werbekampagnen gegen Nikotinkonsum gestartet
- es bildeten sich Arbeitsgemeinschaften zur Suchtprävention
- Verstöße gegen das Nichtrauchergesetz wurden verschärft

Starken Einfluss hatten auch die abschreckenden Bilder auf den Zigarettenpackungen. Zunächst stark kritisiert und dann letztlich doch mit der erwarteten Wirkung. Mir ist bewusst, dass dieses Vorgehen nicht eins zu eins übernommen werden kann, aber zumindest sollte in Fachgremien darüber gesprochen werden. Desto mehr Gespräche geführt, Informationen ausgetauscht und die Thematiken in den Mittelpunkt gerückt werden, je eher ist mit einer Verhaltensveränderung zu rechnen. Besonders effektiv könnten sein:

- Steuererhöhungen
- Regelungen zum Verzehr von Alkohol (wo und wann)
- Veränderungen der Straßenverkehrsregeln
- Jugendschutz
- Verzicht auf Werbung oder wenigstens eine deutliche Veränderung der Angebotsstrategien (nicht verherrlichen)
- viel mehr Aufklärungsarbeit

Abgeleitet werden zahlreiche Ziele für die individuellen Menschen und Ausblicke auf die künftige Entwicklung.

Dass eine Reduktion des Alkohols erreicht werden kann, wird am Beispiel des Tabakkonsums deutlich! Hier wurde eine solche erreicht und dies trotz der sehr ausgeprägten Unterlegenheit an Geld für Werbung verdeutlicht.

4. Hinweis

Ebenfalls im Buch enthalten sind die wesentlichen Adressen aus dem Suchtbereich ab Seite 243, „Anschriften aus dem Suchtbereich". Das DHS Jahrbuch Sucht 2018, eine spannende, lehrreiche und interessante Lektüre kann bei der nachfolgenden Bezugsquelle bestellt werden

Pabst Science Publishers
Eichengrund 28
49525 Lengerich
Tel.: +49 5484 308
pabst&pabst-publishers.com
www.pabst-publishers.com

oder in jeder guten Buchhandlung oder über das Internet (z.B. Amazon).

II. Vermeidung von Rückfällen

Zum Thema Suchtbewältigung und Einstieg in ein suchtfreies und neues Leben gibt es zahlreiche Ansichten, auch hier reagiert jeder Mensch anders. Meine Frau und ich haben in den letzten fünfundzwanzig Jahren eine eigene Lebens- oder besser unsere gemeinsame Überlebensstrategie entwickelt, mit der wir bisher gut gefahren sind. Es handelt sich um persönliche Erfahrungen, und so vielfältig wie das Leben, so unterschiedlich sind auch die Erfahrungen der Menschen. Die aufgeführten Vorschläge können kein Dogma sein, keine Verpflichtung, allenfalls können es Ideen sein, um eine Rückfallgefahr zu erkennen und rechtzeitig zu reagieren.

Einer der wesentlichsten Schritte im Leben eines Alkoholikers ist die Erkenntnis, dass er krank ist, und der Entschluss, etwas zu ändern.

Dazu müssen Gefährdung und/oder der Gedanke an einen Missbrauch durch Alkoholgenuss aber auch im Kopf verankert sein. In vielen Veröffentlichungen wird die Gefährdung beschrieben, die von regelmäßigem Trinken von Alkohol ausgeht. Wenn das tägliche Leben gemeistert wird, oder nur noch gemeistert werden kann, mit dem „Suchen" von Alkohol als Stimulanz, um die Anspannungen, Stresssituation oder Konflikte „besser" erleben und bestehen zu können, kann von einer Gefährdung ausgegangen werden. Aber auch Gewöhnung, also die regelmäßige Aufnahme von Alkohol, kann zu einer Gefährdung des Betroffenen führen. Ich ertappe mich beim Schreiben gerade bei der Formulierung: „… also der regelmäßige Genuss von Alkohol."

Auch nach vielen Jahren Abstinenz und dem Wissen um diese Art der

Verniedlichung des Problems macht es mich immer noch betroffen, wenn ich selbst so reagiere. Im täglichen Leben hört man immer wieder (auch von trockenen Alkoholikern) Begriffe wie: ein Gläschen Wein, ein Bierchen oder ein Schlückchen. Allein die Verniedlichungen (…chen) nehmen dem Problem die Brisanz. Soll sagen: Besser, sich immer der Gefahr bewusst sein (Die Gefahr lauert überall!) und akzeptieren, dass Alkohol oft allzu gegenwärtig ist.

Gewöhnung durch „jeden Abend ein Bier zum Runterkommen", jedes Wochenende „Partytime" oder „zum Essen gehört ein Glas Wein" können in die Abhängigkeit führen. Werden Gelegenheiten gesucht, um zu trinken, dient der Besuch von Feiern oder Veranstaltungen nur noch dem Sachzweck des Trinkens von Alkohol und findet der Betroffene immer wieder Gründe für weiteren Konsum, ist äußerste Vorsicht geboten und eine Gefährdung kann vorhanden sein. Wie gesagt kann, muss aber nicht.

1. Was bedeutet Alkoholmissbrauch?

Grundsätzlich handelt es sich um einen von der Norm abweichenden Konsum, der einmalig oder regelmäßig in übermäßiger Menge erfolgt. Jeder Konsum, der zu physischen, psychischen oder sozialen Schäden führt, wird als Missbrauch bezeichnet. Dazu gehört die Vernachlässigung von Beruf oder Familie, riskantes Verhalten unter Alkoholeinfluss, die Gefährdung anderer, das Beibehalten des Konsums auch bei bestehenden Problemen mit dem Umfeld und permanentes Abweichen von Verhaltensnormen.

Alkoholkonsum macht leichtsinnig, die Grenzen zwischen Genuss und Sucht verschwimmen und die Abhängigkeit wird fast immer zu spät oder gar nicht erkannt.

2. Wann tritt die Abhängigkeit auf?

Um zu erkennen, dass ein Alkoholproblem vorliegt, können zwei Fragen hilfreich sein. Wer die Frage „Wie oft trinken Sie sechs oder mehr alkoholische Getränke bei einer Gelegenheit?" mit häufig oder regelmäßig beantwortet, hat mit großer Wahrscheinlichkeit ein Alkoholproblem. Aber auch die Frage „Haben Sie bereits morgens Alkohol getrunken, um sich nervlich zu stabilisieren?" entlarvt eine Alkoholgefährdung zu einem großen Maße.

Eine generelle Abhängigkeit ist eingetreten, wenn zuweilen oder regelmäßig ein großer Drang nach Alkoholkonsum besteht, in Regelmäßigkeit getrunken wird oder einfach mehr und länger getrunken wird, als es ursprünglich beabsichtigt war. Auch das „nicht mehr aufhören können", „das Saufen bis zum Umfallen" gehört zu sicheren Symptomen. Lässt die erwartete Wirkung nach, wird die Dosis erhöht. Auch bei Stimmungsschwankungen, bei dem Gefühl von Minderwertigkeit oder unsicheren Gemütszuständen kommt Alkohol zum Einsatz. Es werden permanent Gründe gesucht, um Alkohol zu konsumieren.

Weitere Indikatoren:

- Menge, Zeitpunkt und Dauer der Alkoholaufnahme sind kaum noch kontrollierbar.
- Fehlt die Droge, treten Entzugserscheinungen wie Zittern, Schweißausbrüche, Aggressivität oder unkontrolliertes Verhalten auf.
- Die konsumierte Menge steigt, die Anfangsmenge reicht nicht mehr aus. Um eine bessere Wirkung zu erreichen, muss die Dosis erhöht werden.
- Private oder geschäftliche Aktivitäten werden reduziert, der Alkohol steht im Mittelpunkt. Beschaffung, Lagerung und die Angst, nicht genügend Vorrat zu haben, sind wichtige Faktoren.
- Es wird weiter getrunken, auch wenn gesundheitliche Beeinträchtigungen vorliegen.

Fakt ist: Je früher eine Abhängigkeit erkannt wird, desto größer sind die Chancen einer Unterstützung, von Hilfe, einer Heilung und Gesundung. Mir ist nicht so recht wohl bei der Formulierung „Gesundung", denn Alkoholiker bleibt man sein Leben lang. Ich kenne einige Leiter von Selbsthilfegruppen, die dem Alkoholiker suggerieren wollen: Du bist zwar betroffen, aber nach einer Therapie, einer Veränderung deines Lebens bist du nicht mehr krank, sondern gesund. Ich sehe das anders: Für mich bedeutet Alkoholismus eine Krankheit, die zum Stillstand kommen kann, auch als geheilt gilt, aber niemals als gesund beschrieben werden sollte. Inzwischen ist Alkoholabhängigkeit oder Alkoholsucht eine anerkannte medizinische und sozialrechtliche Krankheit. Gemäß der gesetzlichen Bestimmung werden deshalb auch die Kosten der Behandlung von den Kranken- und Rentenversicherungen übernommen. Hier wird von Heilung gesprochen und alle Beteiligten sind sich einig: Nur eine völlige Abstinenz kann zum Erfolg führen. Alle Versuche, Alkohol reduziert, gemäßigt oder nur gelegentlich zu konsumieren, sind bisher gescheitert. In der Presse, in Veröffentlichungen von Selbsthilfegruppen, sehr stark auch in Facebook-Gruppen und in vielen Fällen auch von Suchtberatern mit wirtschaftlichen Interessen, höre und lese ich immer wieder von leichtfertigem Umgang mit Alkohol. „Das kann doch passieren", „Ist mir auch schon passiert" und „Einfach einen neuen Anlauf nehmen" sind nur einige der Aussagen, die ich immer wieder höre. Auch von kontrolliertem „Runtertrinken" rate ich grundsätzlich ab.

Kontrolliertes Trinken soll dem Betroffenen eine Richtlinie an die Hand geben, um eigenverantwortlich die tägliche Alkoholaufnahme zu reduzieren. Im Volksmund wird dies als „runtertrinken" bezeichnet und weicht von den aus Gruppentherapien, Suchthilfen und Selbsthilfegruppen bekannten Thesen ab. Hier steht nicht die völlige Abstinenz, sondern die Selbstkontrolle beim Umgang mit Alkohol im Mittelpunkt.

Entwickelt wurde das Konzept vom deutschen Psychologen und Suchtforscher Joachim Körkel, der sich in seinen Schriften von der

Abstinenzorientierung in der Suchthilfe abwendet. Seiner Ansicht nach kann der Trinker, durch antrainierten Umgang, sein Sucht- und Trinkverhalten steuern und bei starkem eigenen Willen und entsprechender Motivation eine Abstinenz erreichen. Wohlgemerkt: KANN!

Während meiner Lesungen an Suchtkliniken und in Gesprächen mit anerkannten Medizinern aus dem Bereich Sucht verzeichnete ich bisher keine Unterstützung für diese Idee. Das Zehn-Schritte-Programm – mit Punkten wie Lebensgestaltung im Kontext einer Alkoholsuchtproblematik, Klärungsgesprächen und Nachsorge, immer mit dem Gedanken an „Alkoholkonsum geht" – soll zu moderatem Konsum ohne schwere Rückfälle führen. Der Weg dahin soll über einen eigenverantwortlichen Umgang in Zeit, Ort und Menge des Alkohols führen.

Aus meiner Sicht nicht machbar.

Ich bin grundsätzlich gegen das kontrollierte Trinken, aber auch für mich gibt es Ausnahmen. So riet ich einer Bekannten, auf den Besuch einer Entgiftungstherapie zu verzichten, solange ihre Chemotherapie nicht beendet war. Die psychische Belastung durch ihre Krebserkrankung war so hoch, dass ich ihr empfahl, ihren Bedarf auf ein für sie erträgliches Maß zu reduzieren. Sie war zu mir gekommen, um sich von der Droge Alkohol zu lösen, war also gewillt, etwas zu tun. Ich wollte ihr keine psychische Doppelbelastung zumuten, deshalb einigten wir uns auf eine Reduzierung. Nach der Chemotherapie hat sie den normalen Weg gesucht, entgiftet, besuchte eine Langzeittherapie und besucht jetzt eine Selbsthilfegruppe.

Auch Polytoxikomanie, einer Abhängigkeit von mehreren Suchtstoffen, sollte gesondert betrachtet werden.

Vor Kurzem präsentierte Maischberger eine ältere Dame, die in einem Altenheim täglich eine bestimmte Ration trinkt und nicht aufhören will. Es gibt in diesem Seniorenhaus mehrere Abhängige, die sich dazu entschlossen haben, auf diese Weise zu leben. Die alte Dame beispielsweise sagte: »Ich kann und will nicht aufhören, aber ich bin bereit, mit drei Piccolos am Tag zu leben.« Sie erhält morgens, mittags und am Abend jeweils eine 0,2-Liter-Flasche, finanziert und abgegeben vom Heim. Die Dame ist Mitte achtzig, hat zahlreiche (vergebliche) Entziehungen gemacht und will das Ende ihres Lebens dort verbringen. Ungern, aber auch damit kann und will ich mich anfreunden.

3. Wege in den Entzug

Für mich gilt der Grundsatz: Nur der komplette Verzicht auf das Suchtmittel kann und wird auf Dauer erfolgreich sein. Liest man in Foren oder hört man in Gesprächen vom absoluten „Saufdruck", wird deutlich, dass ein kontrolliertes Trinken nicht möglich ist. Fachleute sind sich einig, dass ein einziges Glas zum Rückfall führen kann – wie soll ein permanentes Weitertrinken, auch in geringen Maßen, das Gehirn überlisten? Wie soll der Saufdruck unterbunden werden?

Ich habe oben beschrieben, dass auf Facebook und von bestimmten Suchtberatern die Thematik verharmlost wird. Ich bin mir auch darüber im Klaren, dass ich mit dieser These erneut stark unter Beschuss gerate, aber aus meiner Sicht hat die Akzeptanz der Suchtmittel und das Beschreiben von kontrolliertem Trinken nur einen einzigen Grund. Diese, aus meiner Sicht, dubiosen Berater versuchen, sich ihre Klientel zu erhalten. Nur eine regelmäßige Beratung sichert das Einkommen und den weiteren Zulauf. Aus meiner täglichen Erfahrung kenne ich einen Suchtberater, der monatlich pro Mitglied rund 100 Euro kassiert und Alkoholkonsum sogar während seiner Sitzungen toleriert hat.

Aus einem ähnlichen Grund priorisiere ich auch die Entzugskliniken der gesetzlichen Träger.

Beispiel: Eine Alkoholkranke wollte zum Entzug in eine Klinik, ich präferierte eine mir bekannte Klinik in Norddeutschland mit (fast ausschließlich) Kassenpatienten. Der bis dahin tätige Suchtberater offerierte eine eben erst eröffnete Klinik in Mecklenburg, acht Therapieplätze, mehrere Ärzte und Therapeuten. Basis rein privat und sehr teuer. Drei der Pseudo-Vorteile: absolute Anonymität, bessere Betreuung und „Standesgemäß". Auf Anraten des Suchtfachmanns hatte die Betroffene bereits sechs Langzeittherapien in gleichartigen Kliniken hinter sich, das Vermögen war zu diesem Zeitpunkt bereits stark reduziert (insgesamt waren bisher rund 300 000 Euro ausgegeben) und ein Erfolg war nicht zu erwarten. Jedes Mal hatte die Suchtkranke vom eigentlichen Entzug wenig mitbekommen, war mit Medikamenten betäubt worden, fühlte sich im Ambiente (großer Flat-Screen-Fernseher und komfortable Raumausstattung) sehr wohl und genoss die Auszeit. Die Therapeuten gaben sich redlich Mühe, kamen aber in dieser Entspannungsphase kaum an die Patientin heran. Nach der Rückkehr ins private Umfeld ging das tägliche Leben weiter, der Entzug „war ja nicht so schlimm", und wenn etwas passiert, „Krönchen zurechtrücken und ein neuer Anlauf". Die psychologischen Voraussetzungen, um den Erhalt der Abstinenz zu sichern, waren schnell vergessen oder wurden schon während der Therapie entweder nicht registriert oder sie fanden einfach gar nicht statt.

Wer sich mit dem Thema „Kontrolliertes Trinken" beschäftigen will, dem empfehle ich die Google-Suche im Internet.

Die negativen Erfahrungen aus meinem Umfeld, die Erfahrungen von anerkannten Suchtexperten und vor allem die Logik sagen mir: Das funktioniert nicht. Während einer Sendung von RTL, zu der ich eingeladen war, stellte ein Psychologe eine ähnliche These auf und behauptete: „Kontrolliertes Trinken funktioniert." Beim anschließenden gemeinsamen „Mitternachtsessen" relativierte er diese Aussage sehr schnell und bat mich, auf Soßen mit alkoholischen Inhalten (sie wurden vom Caterer angeboten) zu verzichten. Gleiche Diskussionen und ähnliche Vorgänge passieren auf Facebook, aber dazu später mehr.

Die Erkenntnis: Im Leben keinen Alkohol mehr sollte die Basis bilden für einen Weg aus der Sucht oder zumindest erst einmal den Weg in eine fachliche Beratung und Betreuung. Grundsätzlich ist klar, die Gefahr eines Rückfalles wird ein ganzes Leben lang weiterbestehen, aber es gibt zwei besonders kritische Momente, diese Zeitpunkte liegen nach einer Entgiftung UND nach einer Langzeittherapie.

In vielen Veröffentlichungen der Medien heißt es, dass die Zahl der

Suchtkranken sinkt, in meiner Wahrnehmung und in meiner praktischen Betreuung sieht dies anders aus. Die Suchtkliniken sind sehr stark frequentiert, meist voll ausgebucht und es entstehen lange Wartezeiten. Ich kenne zahllose Fälle, in denen die Betroffenen entgiftet haben, willens sind, schnell in die Langzeittherapie zu gelangen, aber an den langen Wartezeiten scheitern.

Was passiert also, wenn sich ein Alkoholiker entschließt, eine Entgiftung zu machen? Grundsätzlich sollte eine Absetzung der Droge nur unter ärztlicher Aufsicht erfolgen. Bedingt durch die möglichen Begleiterscheinungen wie Delirien, Krampfanfälle, Kreislaufschwächen und Depressionen, besteht in jedem Fall Lebensgefahr und von einem sogenannten „kalten Entzug" oder vom „Runtertrinken" ist in jedem Fall abzuraten. Die Gefahren, dass der Betroffene erbricht und an seinem Erbrochenen ersticken kann, Wahnvorstellungen und Halluzinationen sind nur einige Symptome, die das Leben bedrohen können. Anzuraten wäre ein Entzug in einer Suchtklinik, insbesondere wenn bereits gescheiterte Entzüge vorliegen, Suizidgefahr besteht oder der körperliche Zustand schlecht ist.

Nach dem gefassten Entschluss, sich einer Entgiftung zu unterziehen, beginnt der Einstieg in die Therapie (übrigens für alle Drogen, die eine körperliche Abhängigkeit erzeugen). Ein Entzug wird in einer entsprechend eingerichteten Klinik oder einer medizinischen Facheinrichtung vorgenommen. Auf die nun notwendigen Maßnahmen will ich hier nicht näher eingehen, sondern mich eher mit der Problematik der Rückfallvermeidung beschäftigen.

Bevor ich dies aber etwas detaillierter beginne, noch einmal eine Zusammenfassung des Weges aus der Sucht, zumindest der Beginn.

Zunächst sollte der Abhängige Kontakt zu seinem Hausarzt suchen und/oder direkt den Kontakt mit einer Beratungsstelle aufnehmen (Liste am Ende des Buches). Hier kann er sich über die Hilfsmöglichkeiten informieren. Die Erfahrung, vor allem auch die eigene, sagt: Es wird etwas

Zeit benötigen, bis sich der Abhängige endgültig zu diesem Schritt entschließt. Danach folgt die Entzugsbehandlung, die in jedem Fall von anerkannten Fachleuten in einer Klinik oder ambulant erfolgen kann. Ich persönlich bin wiederum kein Freund einer ambulanten Behandlung, denn ich halte die permanente Kontrolle durch Ärzte und das Eingehen auf die Bedürfnisse des Betroffenen für äußerst wichtig. Die Behandlung der auftretenden Entzugserscheinungen, Medikamentenvergabe und psychologische Betreuung sind nur bei einem stationären Aufenthalt in vollem Umfang gesichert.

Natürlich gibt es auch gute Gründe für einen ambulanten Entzug. Die Versorgung von Kindern oder Haustieren oder Familienangehörigen seien nur am Rande erwähnt.

Hier sei ein besonderer Hinweis erlaubt: Es gibt inzwischen zahlreiche Kliniken im gesamten Bundesgebiet, die einen besonderen „Service" anbieten. Galt in der Vergangenheit die fehlende Versorgung für die Haustiere als Hindernis für eine Therapie, so dürfen die Suchtkranken heute ihre Vierbeiner mitbringen. In einigen Kliniken werden die Tiere sogar in den Tagesablauf und in die Therapie integriert. In Römhild gibt es beispielsweise ein großes Areal, in dem die Hunde untergebracht sind, und diese Möglichkeit wird entsprechend genutzt. Das sogenannte Killerargument „Ich habe ja niemanden für die Tiere" entfällt somit.

Bei der ambulanten Entgiftung bleibt der Suchtkranke in seinem Umfeld und kann, muss aber nicht durch die negativen Einflüsse beeinflusst werden. Eine Veränderung seines Umfeldes, seiner Verhaltensweisen und auch seines Kontaktbereiches erscheint aber ebenfalls sehr wichtig. Demütigungen, Kränkungen und „das nicht Ernstnehmen der Erkrankung" kann ebenfalls zu kurzfristigen Rückfällen führen. Während des Entzuges werden auch die weiteren Schritte geklärt und die künftigen Behandlungen abgesprochen.

Eine stationäre Einweisung in ein Krankenhaus kann jeder Arzt sofort und ohne Probleme vornehmen. Die Entgiftung erfolgt meist in Entzugskliniken oder in den zuständigen Abteilungen der psychiatrischen Landeskliniken oder den allgemeinen Krankenhäusern. Eine Überweisung muss dann nur noch vom zuständigen Leistungsträger bewilligt werden. Aus Kostengründen erfolgt häufig eine Reduzierung der Behandlungsdauer und dadurch verschlechtern sich auch die Aussichten auf den Erfolg der Entwöhnungsbehandlung. Menschen mit psychischen Problemen, einem schlechten sozialen Umfeld oder nach häufigen Rückfällen sind davon betroffen. Es passiert auch häufig, dass diese Patienten mit diesen Eigenschaften während der Therapie trinken oder die Therapie „nicht ganz so ernst nehmen". Sie werden aus der Therapie „geworfen" und sind somit weniger bereit, erneut eine solche anzutreten.

Offiziell erfolgt danach die sogenannte Nachsorge, die in den meisten Fällen durch Selbsthilfegruppen übernommen wird.

4. Offen mit dem Thema umgehen

Ein großes Problem bei fast allen Alkoholikern ist die seit über einhundert Jahren bekannte These, dass Alkoholiker aus der Gosse kommen, über wenig Charakter verfügen und zum Abschaum der Gesellschaft gehören. Penner, Asozialer oder einfach nur Menschen zweiter Klasse waren die Begriffe aus dem Katalog der Beschreibungen. Seit 1960 entwickelt sich unsere Gesellschaft in eine andere Richtung und seither gehört der Alkoholismus zu den anerkannten Krankheiten. Inzwischen ist klar, dass es sich nicht um den asozialen Trinker handelt, sondern dass sich die Struktur des Alkoholismus auf alle Bereiche unserer Gesellschaft verteilt. Der Anwalt, der uns unterstützt, der Richter, der uns verurteilt, die Lehrer, die unsere Kinder unterrichten, und unsere Politiker sind ebenfalls betroffen und machen einen erheblichen Teil der Alkoholiker aus. Der Stern berichtete vor einiger Zeit, dass viele Akademiker bereits in der Studienzeit viel trinken und eine ganze Reihe sich als sogenannte „Kampftrinker" geoutet haben. Das Ansehen des Trinkers hat sich gewandelt, er wird als „krank" akzeptiert. Hier kann und soll auch der Ansatz gefunden werden, nach dem Entzug Heimlichkeiten zu vermeiden.

Die motivierenden Gespräche von Arzt und Therapeut müssen in diese Richtung gehen und der Alkoholkranke muss lernen, offen mit seiner Krankheit umzugehen. Ja, ich weiß, jetzt erheben sich die Zeigefinger und auch viele Langzeittrockene werden sagen: „Nein, man muss nicht jedem Menschen auf die Nase binden, dass man Alkoholiker ist. Das geht niemanden etwas an, es ist Privatsache." Das kann jeder halten wie er möchte, aber in den mehr als fünfundzwanzig Jahren meiner Trockenheit habe ich den absolut offenen Umgang gepflegt, habe viele meiner Freunde, Bekannte und Betroffene aus meiner Beratungszeit begleitet und damit die besten Erfahrungen gemacht.

Je offener der Umgang mit dem Alkoholismus, desto geringer die Rückfallrate.

Gewagte These? Ich fordere die Zweifler auf, diese zu widerlegen und anhand von praktischen Beispielen zu schildern, welche negativen Auswirkungen sich für den Betroffenen ergeben sollten. Vielleicht kann sich ja daraus die Basis für ein weiteres Buch ergeben und die Ausweitung auf eine Zusammenarbeit, die weiteren Betroffenen, Alkoholikern oder Angehörigen helfen kann.

Schon im Erstgespräch wird der Arzt oder Therapeut auf die Schuldgefühle, das Schamgefühl und die Angst des Versagens eingehen. Gelingt es bereits hier, dem Kranken klarzumachen, dass viele Menschen ähnliche Probleme haben und dass eine Alkoholkrankheit, wie viele andere Krankheiten auch, zu einem sicherlich verzichtbaren Teil unseres Lebens geworden ist, besteht auch die Möglichkeit, in diesem Sinne nach dem Entzug weiterzuarbeiten. Der Alkoholiker muss erkennen, dass er kein Aussätziger ist, kein Getriebener, sondern ein Teil der Gesellschaft. Er muss erkennen, dass sein Wunsch, trocken zu werden und den Alkoholismus anzuerkennen, inzwischen zu einem großen Respekt geführt hat. Menschen, die sich über einen Alkoholkranken lustig machen oder ihn nicht ernst nehmen, sind sehr selten geworden. Oft sind diese „lustigen Vögel" selbst betroffen, haben Angst aufzufallen oder gehören einfach zu der Sorte Mensch, die man besser meiden sollte.

Ich bekenne mich sehr zu dieser These der Offenheit, viele Leser in den sozialen Medien haben mich gescholten und der Rechthaberei bezichtigt, aber: Predigen wir nicht Offenheit im Umgang mit unserem Suchtmittel, den Verzicht auf Ausreden und das Beenden von Lug und Trug? Warum wollen und sollen wir uns dann den Umgang mit der Droge Alkohol schwerer machen, als es notwendig ist?

Ich bin vom ersten Tag meiner Abstinenz offen gewesen, habe jedem Menschen gesagt, wie es um mich steht, am Anfang verhalten (das gebe ich zu), aber mit Wochen und Monaten zunehmend und mit den Jahren völlig. Am ersten trockenen Tag, ich beschrieb das im ersten Buch, informierte ich alle Freunde und Bekannte. Das war relativ einfach denn „mein letzter Tag" war eine Kegeltour an der Mosel und wir waren alle zusammen. Beim Frühstück erfolgte die Beichte. Seither ist in meinem Umfeld bekannt: Ich bin trockener Alkoholiker.

5. Beispiele und Lösungsansätze

Ich möchte in der Folge noch weitere Beispiele für den offenen Umgang nennen und auch erklären, warum ich dies für notwendig halte. Als älteres Ehepaar haben meine Frau und ich ein Hobby, wir nennen es den Sex des Alters: Wir gehen gern in Restaurants zum Essen. Nach dem Erstkontakt mit der Servicekraft schildere ich die Situation und erkläre sehr bestimmt, dass ich aufgrund meiner Alkoholkrankheit keinen Alkohol in meinem Essen oder in meinen Getränken möchte. Auf diese Weise brauche ich mich weder um die Speisefolge noch um weitere Diskussionen zu kümmern. In den meisten Fällen achtet die Bedienung auf meine Wünsche, und wenn es ein gutes Restaurant ist, erinnert sie/er sich beim nächsten Besuch daran und gibt schnell zu erkennen, dass meine Wünsche respektiert werden.

Wie notwendig dies ist, zeigen die folgenden Beispiele.

In einem Sternerestaurant hatte ich den Oberkellner über den Sachverhalt informiert und war Zeuge einer Diskussion zwischen ihm und dem Koch geworden. Die Aussagen des Kochs lauteten: „Das merkt der sowieso nicht" und „Alkohol verkocht doch". Ich fragte daraufhin, warum er es dann ins Essen gebe. Diesen Vorgang habe ich bereits im ersten Buch beschrieben, aber die These des „Verkochens" möchte ich noch einmal explizit erläutern. Die Standardaussage lautet: Alkohol verkocht ab ca. 75 Grad. Geht man auf Weihnachtsmärkte und sieht dort die riesigen Kessel an Glühwein, Jagertee, Lumumba, Grog oder heißen Caipirinha, die still vor sich hin köcheln, müsste jedem klar werden, dass an dieser These etwas nicht stimmen kann. Auch Wasser verkocht nur sehr langsam und selbst beim Erreichen von 100 Grad dauert es lange, bis das Wasser verdampft ist.

Alkohol verdampft also nicht! Die Forscher der University of Idaho haben im Auftrag des US-Landwirtschaftsministeriums festgestellt: Wenn eine kochende Soße oder Suppe mit Wein oder Schnaps versetzt wurde und dann vom Herd genommen wird, sind 85 Prozent des Alkoholgehaltes beim Servieren noch vorhanden. Je länger die Flüssigkeit gekocht wurde, umso geringer wurde der Wert, allerdings waren es nach einer Kochzeit von dreißig Minuten immer noch rund 35 Prozent des ursprünglichen Gehaltes. Selbst nach zweieinhalb Stunden Kochzeit verblieb ein Restwert von 5 Prozent der Ursprungsmenge im Essen zurück. Also garantiert kein Grund zur Entwarnung. Für trockene Alkoholiker, Kinder, Schwangere und gläubige Menschen gilt äußerste Vorsicht!

Hinzu kommt ein weiterer Punkt: Warme oder heiße Getränke steigern die Durchblutung und somit erhöht sich auch die Aufnahme des Alkohols im Blut.

Ein weiterer Aspekt ist der Gedanke an den Geschmack. Selbst wenn die zugesetzte Menge äußerst gering ist, glaube ich an eine Reaktion des Gehirns, des Langzeitgedächtnisses und der Erinnerung an die Trinkerzeiten. Aus meiner Sicht dient die Zugabe des Alkohols, auch wenn ich mit dieser Meinung relativ einsam bin, hauptsächlich der Konservierung und weniger dem Geschmack. In meinem Lieblings-Eiscafé werden morgens frische Erdbeeren zubereitet und in den Sud kommt ein Schuss Alkohol, anders lässt sich die produzierte Menge schlecht über den Tag bringen. Ein gutes Eiscafé hält immer ein Schälchen Erdbeeren bereit und produziert bei Bedarf für Betroffene frisch.

Eine großartige Unterstützung für Menschen, die in Restaurants auf alkoholische Zusätze verzichten wollen, wäre eine Deklaration auf der Speisekarte. Um die Idee einer eigenen Kennziffer umzusetzen, habe ich Kontakt zur DEHOGA (Deutscher Hotel- und Gaststättenverband e. V.) aufgenommen und den folgenden Vorschlag gemacht:

„Die Kennzeichnung von Inhaltsstoffen auf Speisekarten umfasst heute eine ganze Liste von Bestandteilen, aber leider keinen Alkohol. Ziel wäre eine Kennziffer für Alkohol. In einer Zeit mit rund zwei Millionen registrierten Alkoholikern und einer riesigen Zahl an trockenen Alkoholikern

– die Zahl wird auf rund 6,5 Millionen geschätzt – wäre es an der Zeit, mit einfachen Mitteln die Zahl der Rückfälle zu vermindern. So wäre es, aus meiner Sicht, relativ einfach, den Zusatzstoff „Alkohol" mit einer Kennziffer auf der Speisekarte zu deklarieren. Dabei geht es mir nicht nur um den trockenen Alkoholiker, der offen mit seiner Sucht umgeht, sondern auch um eine andere Klientel.

Stellen Sie sich vor, Ihr Mitarbeiter ist alkoholkrank (trocken), aber er weiß, dass Sie ihn kündigen werden, wenn Sie erfahren, dass er krank war (ist). Jetzt gehen Sie mit ihm zu einem Arbeitsessen. Zwei Möglichkeiten: Er bespricht mit dem Kellner, dass er Speisen ohne Alkohol möchte, und outet sich. Die Gefahr einer Entlassung droht.

Ist der Alkohol auf der Speisekarte deklariert, kann jeder Kranke, jedes Elternteil, jeder Gläubige oder jeder andere, der auf Alkohol verzichten möchte, erkennen, dass dieser Bestandteil im Spiel ist. Sie sehen, das ist ein relativ leichtes Unterfangen, welches aber ein gewisses Maß an Willen voraussetzt. Mit Ihrer Unterstützung könnte man etwas bewirken und den Alkoholkranken und alle anderen Betroffenen vor der Droge Alkohol schützen. Keine Sorge, ich verteufele keinesfalls den Alkohol, aber ich möchte wissen, wann ich ihn zu mir nehme. Gerade gestern hatte meine 12-jährige Enkelin Zigeunersoße zum Schnitzel, die Basis war ein Schuss Rotwein."

Die Rückantworten (DEHOGA, Landes und Bundesministerium für Ernährung und Landwirtschaft u. a.) fielen zunächst unbefriedigend aus:

(Auszug) – „Der Beirat hat die Thematik intensiv diskutiert und die Möglichkeiten eruiert, die Branche für das Thema zu sensibilisieren. Wie Sie selbst in Ihrem Blog schreiben, sollte das Thema nicht überbewertet werden. (…)

Wie ich bereits in meiner Mail vom 16. Januar 2017 angedeutet habe, ist es uns nicht möglich, die Branche zu verpflichten, weitere Kennzeichnungspflichten einzuführen. (…)

Die betroffenen Gruppen Alkoholintolerante, Gläubige und Kinder (bzw. deren Eltern) sind zudem natürlich jederzeit eingeladen, bezüglich der Inhaltsstoffe der gewünschten Speise gezielt nachzufragen und sich somit zu vergewissern, dass kein Alkohol verarbeitet wurde.

Auch in Situationen, in denen sich ein trockener Alkoholiker nicht ‚outen‘ möchte, sollte es in der Regel möglich sein, ein vertrauliches Gespräch mit dem Personal zu führen. In diesen Situationen sollte auch an die Eigenverantwortlichkeit von trockenen Alkoholikern appelliert werden. Selbst wenn ein trockener Alkoholiker bei einem Restaurantbesuch unbeabsichtigt Restalkohol (der nach dem Verkochen der ohnehin z. B. in Saucen sicherlich eher sparsam verwendeten Alkoholmenge in der Regel minimal sein dürfte) zu sich nehmen sollte, führt dies nicht automatisch zu einem erhöhten Rückfallrisiko. Ursachen, die zu einem Alkoholrückfall führen, sind in der Regel psychologischer Natur und haben viel mit der seelischen Verfassung, der inneren Haltung und den sonstigen Lebensumständen, als mit der tatsächlich aufgenommenen Alkoholmenge zu tun.“

Eine Aussage, die ich für recht überheblich halte und so nicht akzeptieren kann. Ich habe nicht lockergelassen und es wird in den nächsten Wochen zu einem Treffen mit der Geschäftsleitung des Verbandes kommen und ich werde versuchen, eine einheitliche, bundesweite Lösung umzusetzen.

Da ich mich nicht allein auf die Unterstützung der DEHOGA verlassen wollte, suchte ich natürlich auch den Kontakt zur Politik. Ich habe überlegt: Macht es Sinn, die Reaktionen der Verantwortlichen aus Bund und Land hier zu veröffentlichen? Ich denke ja! Ich veröffentliche die Antworten in vollem Umfang, um zu verdeutlichen, wie ausweichend geantwortet und wie Verantwortung verlagert wird.

So antwortete das Bundesministerium für Ernährung und Landwirtschaft (BMEL) auf meine nummerierten Fragen (E-Mail ist original wiedergegeben):

„Sehr geehrter Herr Thom,

gerne unterstützen wir Sie bei Ihrer Recherche und antworten Ihnen auf Ihre Fragen wie folgt:

1. In Gesprächen mit der Dehoga (Deutscher Hotel und Gaststättenverband) versuche ich eine Kennziffer auf Speisekarten zu erreichen, die Auskunft über alkoholische Inhalte in Speisen gibt. Insbesondere für trockene Alkoholiker, Kinder, Schwangere und gläubige Menschen wäre dies eine einfache, aber äußerst hilfreiche Unterstützung bei der Vermeidung von Rückfällen und unkontrolliertem Alkoholgenuss. Insbesondere das Ministerium für Gesundheit sollte ein Interesse daran haben, denn diese präventive Maßnahme kostet den Steuerzahler nichts und wäre äußerst effektiv.

Die Bedeutung der Kennzeichnung von Alkohol in Lebensmitteln ist dem BMEL bekannt, auch unter Berücksichtigung der Personenkreise, die einer besonderen Schutzbedürftigkeit unterliegen – z. B. ehemalige Alkoholabhängige, schwangere Frauen sowie Kinder oder Menschen, die aus religiösen Gründen auf Alkohol verzichten.

Die Verordnung (EU) Nr. 1169/2011 (sog. Lebensmittel-Informationsverordnung – LMIV) regelt die Informationen über Lebensmittel für die Verbraucherinnen und Verbraucher. Die LMIV enthält bereits Regelungen zur Kennzeichnung von Alkohol in Lebensmitteln, die Verbraucherinnen und Verbraucher benötigen, um eine fundierte Kaufentscheidung treffen zu können. Nach dieser Verordnung ist es erforderlich, jedes Lebensmittel mit einer aussagekräftigen Bezeichnung zu versehen. Häufig ist schon aus dieser Bezeichnung zu erkennen, ob Alkohol als Zutat verwendet wurde. Für alkoholhaltige Getränke mit einem Alkoholgehalt über 1,2 %-vol. schreibt die LMIV zudem verpflichtend vor, den tatsächlichen Alkoholgehalt zu deklarieren. Des Weiteren sieht die LMIV für vorverpackte Lebensmittel, denen Alkohol als Zutat zugesetzt wird, die Kennzeichnungspflicht im Zutatenverzeichnis vor. Das Zutatenverzeichnis stellt das zentrale Element der Information über die Inhaltsstoffe eines Lebensmittels dar, z. B. auch über allergene Zutaten. Da sich die Verbraucherinnen und Verbraucher im Zutatenverzeichnis über das Vorhandensein von Alkohol informieren können, ist die zusätzliche Angabe von Alkohol als Zutat neben der Bezeichnung des Lebensmittels daher nicht verpflichtend.

Bei Alkohol, der in der Gastronomie als Zutat verwendet wird, ist dies häufig schon auf der Speisekarte erkennbar. In der Gastronomie stehen zudem Servicekräfte zur Verfügung, die befragt werden könnten.

Der Vollständigkeit halber noch kurz eine Erläuterung zu der natürlichen Produktion von Alkohol in einigen Lebensmitteln: Alkohol ist ein natürlicher Bestandteil von vielen Lebensmitteln (z. B. Fruchtsäfte, Brot, Kefir, Sauerkraut), der durch die natürlich vorhandenen Mikroorganismen entstehen kann. Gärungs- und Reifeprozesse verlaufen in diesen Lebensmitteln in Abhängigkeit der vorhandenen Umweltbedingungen und führen zu unterschiedlichen Konzentrationen an natürlich vorkommendem Alkohol. Die Kennzeichnung dieses möglicherweise vorhandenen Alkoholgehalts ist nicht praktikabel (z. B. hängt der Alkoholgehalt einer Banane vom Reifungsgrad ab, die höchsten Konzentrationen dürften sich bei Bananen zeigen, die in Haushalten überlagert werden). Reine Warnhinweise auf mögliches Vorkommen von Alkohol würden eine Vielzahl von Lebensmitteln betreffen und könnten zu einer Stigmatisierung von Lebensmitteln führen, die für eine gesunde Ernährung notwendig sind (z. B. Bananen, Fruchtsäfte), indem diese Kennzeichnung von Verbrauchern unter Umständen als Warnhinweis interpretiert wird. Aus diesem Grund hält das BMEL die Einführung einer Kennzeichnung von natürlich vorkommendem Alkohol nicht für sinnvoll, sie wäre aufgrund der im Zeitablauf schwankenden Alkoholkonzentration auch nicht praktikabel.

Aus Sicht der Bundesregierung ist neben den oben beschriebenen Kennzeichnungsvorschriften eine kontinuierliche Aufklärung, z. B. durch die

Bundeszentrale für gesundheitliche Aufklärung zur Thematik Alkohol, notwendig, um alle Personenkreise im Umgang mit diesem Genussmittel zu sensibilisieren.

2. Ebenso im Fokus steht die Deklaration von Alkohol bei E-Zigaretten und Shishas, die Liquides (mit Alkohol) ‚verdampfen‘, die direkt über die Schleimhaut in den Körper gelangen. Eine gesetzliche Kennzeichnung über die alkoholischen Inhalte, Aromen und Beimischungen gibt es nicht, hier wäre ebenfalls präventiver Bedarf. Selbst die Hersteller und Sachverständigen für Liquides wie der Mediziner und Toxikologe Prof. Dr. Mayer von der Uni Graz können hier nur unzulängliche Informationen liefern.

Artikel 20 der Richtlinie 2014/40/EU über die Herstellung, die Aufmachung und den Verkauf von Tabakprodukten und verwandten Produkten (Tabakproduktrichtlinie) sieht erstmals europäische Vorgaben zur Regulierung von nikotinhaltigen elektronischen Zigaretten und Nachfüllbehältern vor. Zur Umsetzung der Tabakproduktrichtlinie hat die Bundesregierung das Tabakerzeugnisgesetz (TabakerzG) vom 4. April 2016 und die Tabakerzeugnisverordnung (TabakerzV) vom 24. April 2016 vorgelegt, welche am 20. Mai 2016 in Kraft getreten sind.

Für nikotinhaltige elektronische Zigaretten und Nachfüllbehälter enthält die TabakerzV Vorschriften unter anderem zu Inhaltsstoffen (§ 27), Verpackungsgestaltung, Beipackzettel und Mitteilungspflichten. So sind Hersteller und Importeure verpflichtet, bei diesen Erzeugnissen auf Packungen und Außenverpackungen eine Liste aufzubringen, die alle Inhaltsstoffe in absteigender Reihenfolge ihres Gewichtsanteils enthält.

Mit freundlichen Grüßen (…)“

Wer, wenn nicht das Ministerium für Arbeit, Gesundheit und Soziales des

Landes NRW, wäre prädestinierter für eine fundierte Antwort zu der gleichen Thematik? Aus dem Referat für Aids, Sucht und Drogen erfuhr ich:

„Sehr geehrter Herr Thom,

vielen Dank für Ihre Anfrage. Mit großem Interesse haben wir die Fragestellungen in Bezug auf die Arbeiten an Ihrem Buch ‚Alkohol – Hilfeschrei‘ gelesen. Ihre Gedanken bezüglich einer Kennziffer auf Speisekarten, welche eine Auskunft über alkoholhaltige Inhalte in Speisen gibt, können wir nur begrüßen.

Allerdings sind diese Fragen bundesweit und einheitlich zu klären. Wir empfehlen Ihnen daher Kontakt zum Bundesministerium für Gesundheit, Referat Sucht und Drogen – Leiterin Frau Gaby Kirschbaum, Friedrichstraße 108, 10117 Berlin aufzunehmen. Ich gehe davon aus, dass Sie dort auch Informationen bekommen können, ob das Thema z. B. schon Gegenstand von Gesprächen mit Vertretungen der DEHOGA gewesen ist.

Zur Deklaration von Alkohol bei E-Zigaretten liegen uns weder landes- noch bundesweite Daten vor. Im Drogen- und Suchtbericht 2017 der Drogenbeauftragten der Bundesregierung, Frau Marlene Mortler, finden sich nur allgemeine Ausführungen zu Inhaltsstoffen von E-Zigaretten.

Wir empfehlen Ihnen, Ihre Anfrage an das Bundesamt für Verbraucherschutz und Lebensmittelsicherheit zu richten, da dort möglicherweise weiter gehende bundesweite Erkenntnisse vorliegen. Auf Landesebene können Sie Ihre Anfrage an das Ministerium für Umwelt, Landwirtschaft, Natur- und Verbraucherschutz des Landes Nordrhein-Westfalen richten.

Darüber hinaus übersenden wir Ihnen die Broschüre ‚Kennzeichnung und Vertrieb von E-Liquids und nikotinhaltigen Flüssigkeiten. Informationen für Hersteller, Importeure, Groß- und Einzelhändler‘ zur Kenntnis [der E-Mail beigefügt] und verweisen für weiter gehende Fragen hierzu an das Chemische und Veterinäruntersuchungsamt Ostwestfalen-Lippe (www.cvua-owl.de),

Anstalt des öffentlichen Rechts, Westerfeldstraße, 32758 Detmold. Dort befasst man sich u. a. mit der Zusammensetzung und Analyse von Liquids.

Referat für AIDS, Sucht und Drogen (IV A 5)

Ministerium für Arbeit, Gesundheit und Soziales des Landes Nordrhein-Westfalen"

Folgt man dem Text und der Anregung des Ministeriums, dann liegt die Verantwortlichkeit im Bereich „der Drogenbeauftragten der Bundesregierung" und so blieb auch die Drogenbeauftragte nicht von meinem Anliegen verschont. Hier die Antwort aus dem Ministerium:

„Sehr geehrter Herr Thom,

für Ihre Anfrage vom 25. Juni 2018 bedanke ich mich im Auftrag der Drogenbeauftragten der Bundesregierung. Frau Mortler hat mich gebeten, Ihnen zu antworten.

Für die Drogenbeauftragte steht die Gesundheit der Bürgerinnen und Bürger im Vordergrund. Sucht- und insbesondere Alkoholprobleme betreffen viele Menschen quer durch alle Altersgruppen unserer Gesellschaft und sind oft mit erheblichen gesundheitlichen Problemen und persönlichen Schicksalen verknüpft, die nicht selten auch das Umfeld der Betroffenen hart treffen. Die Auswirkungen von übermäßigem Alkoholkonsum beschäftigen Frau Mortler sehr und bereiten ihr – in Anbetracht der vorliegenden Zahlen für Deutschland – nach wie vor große Sorgen. Daher ist die Alkoholprävention eines der Schwerpunkte der Arbeit der Drogenbeauftragten der Bundesregierung. Frau Mortler setzt auf langfristige und nachhaltig konzipierte Präventionsangebote und auf gezielte Informationen, die wirken. Es gibt vielfältige Aktivitäten, exemplarisch möchte sie auf die Kampagne ‚Kenn Dein Limit' für Erwachsene der Bundeszentrale für gesundheitliche Aufklärung (BZgA) verweisen.

Da die Kennzeichnung für die von Lebensmitteln das Bundesministerium für Ernährung und Landwirtschaft zuständig ist, bitte ich Sie, mit diesem Resort Kontakt aufzunehmen."

Die Veröffentlichung des Buches steht an und ich werde auch ganz sicher „an der Sache dranbleiben", aber ich denke, es wird noch Monate, wenn nicht Jahre dauern, bis sich das Bewusstsein zu der Thematik verändert. Thema Alkohol in Lebensmitteln, egal ob im Supermarkt, im Restaurant oder an der Pommesbude, gehört zu meinen Prioritäten. Ich werde einen weiteren Schritt gehen und versuchen, die Öffentlichkeit über Presse, Funk, Fernsehen und die neuen Medien zu informieren. Die Ministerien antworten leider nur ausweichend, desinteressiert und/oder uninformiert.

5.1. Warum es die Kennzeichnung auf Lebensmitteln braucht

Natürlich steht es den Betroffenen frei, sich beim Servicepersonal zu erkundigen oder, wie ich bereits beschrieben habe, völlig offen mit der Alkoholkrankheit umzugehen.

Sehr fortschrittlich präsentiert sich eine Restaurantkette mit Sitz in Nürnberg und über siebzig Restaurants in Deutschland. Hier beschloss die Unternehmensleitung eine eigene Kennzeichnung und deklariert Alkohol mit der Kennziffer 13 auf den hauseigenen Speisekarten. Wie wichtig aber auch hier die Offenheit zum Bedienungspersonal ist und zu welchen Problemen es führen kann, zeigt das folgende kleine Gespräch in der Bonner Niederlassung:

Neben der normalen Speisekarte bietet die Kette eine Wochenkarte an. Bei unserem letzten Besuch wurden dort zum Beispiel Gerichte angeboten wie „Lasagne" (deklariert mit Rotwein), „Tortelacci di Cinghiale" (deklariert mit Rotwein) oder „Risotto alle Verdure" (Weißwein-Risotto). Eigentlich eine klare Sache und eine leichte Wahl für mich, denn die von mir ausgewählten „Tagliolini Neri Salmone" beinhalteten keine alkoholischen Zusatzstoffe. Bei der Bestellung blieb ich aber bei meiner inzwischen zum täglichen Ablauf gehörenden Feststellung: Ich bin trockener Alkoholiker und möchte keinen Alkohol im Essen haben. Die Bedienung reagierte zunächst leicht ungehalten, versprach aber, die Bestellung in dieser Form an die Küche zu übertragen.

Nach fünf Minuten war sie wieder da, kreidebleich aber überaus freundlich und nett.

Einmal mehr hatte sich meine Vorsicht bestätigt, denn auch dieses Gericht war mit Weißwein verfeinert, und wie der Koch selbst zugab, handelte es sich um einen ordentlichen Schuss, der den Geschmack verbessern sollte. Ich mache hier den Protagonisten der Küche keinen Vorwurf, es kann passieren, sollte aber nicht. Jeder ist für sich selbst verantwortlich, deshalb halte ich auch das Nachfragen für völlig normal und werde den Hinweis auf meine Wünsche auch nach einer Einführung einer Kennziffer durch die DEHOGA weiter praktizieren. Ein besonderes Lob gebührt allerdings auch der jungen Frau, die meine Bitte erfüllt, sich in der Küche vergewissert und mich über den Ausgang der Diskussion informiert hat. Die von mir gewünschte Speise wurde nunmehr ohne den Zusatz von Alkohol produziert und wir führten (nach dem Essen) ein sehr nettes Gespräch über den Alkoholismus und die wirklich aufmerksame Art der Bedienung.

In die gegensätzliche Richtung lief ein Besuch bei einer anderen großen Restaurantkette mit dem Schwerpunkt „italienische Kost". Hier handelt es sich um eine besondere Art von Fastfood-Restaurant im Selbstbedienungsformat. An unterschiedlichen Stationen werden die Speisen frisch zubereitet und man sammelt sein Menü, um es letztlich an einem zentralen Punkt zu bezahlen. Der Großteil der Gerichte wird vor den Augen der Kunden zubereitet, verwendet werden frische Zutaten.

Um sicherzustellen, dass ich hier alkoholfrei konsumiere, erkundigte ich mich bereits am Eingang beim Restaurantleiter nach den Möglichkeiten bei der Bestellung. Er gab mir sein Versprechen, dass ich ohne Weiteres an der Theke bestellen kann und in diesem Restaurant garantiert kein Alkohol in den Soßen zu finden sei. Die von mir priorisierte Tomatensauce werde frisch zubereitet und enthalte keinen derartigen Zusatzstoff.

Meine Frau besuchte noch ein benachbartes Geschäft und ich wartete am Eingang auf ihre Rückkehr. Daneben befand sich eine Seitentür und ein Mitarbeiter des Restaurants transportierte auf einem Handkarren mehrere weiße Eimer hinein, in Richtung der Küchentheken. Neugierig geworden, betrachtete ich die Etiketten – und was durfte ich feststellen? Die avisierte, angeblich frisch zubereitete Tomatensauce wurde aus dem Eimer verarbeitet, kam aus einer Großküche und wurde von einem Dienstleister angeboten. Es gab zwar eine Zutatenliste, die auf den Eimern klebte, jedoch war die zu umfangreich und zu klein gedruckt, um entziffern zu können, was draufstand.

Ich wage zu bezweifeln, dass die Köche, die nach von der Zentrale vorgegebenen Rezepten und Zutatenmengen arbeiten, jemals einen Blick auf die Liste der Zutaten geworfen haben. Wir haben uns entschieden, nicht dort zu essen, und werden dies auch zukünftig nicht tun. Der leichtfertige Umgang mit den Wünschen der Kunden und das Risiko, eventuell doch mit Alkohol kontaminierte Speisen zu erwischen, hat uns zu diesem Entschluss gebracht und die Vielzahl von alternativen Restaurants macht es uns einfach.

Selbst in unserem hiesigen Schnellimbiss Hähnchenstube wird der Zigeunersoße ein Schuss Rotwein zugesetzt, dies erfuhr ich ebenfalls nur auf Anfrage. Wir essen dort seit vielen Jahren, und jedes Mal wenn ein Rezept (zum Beispiel bei Salaten) verändert wird, erfahre ich das bei der Bestellung automatisch.

Mein Verhalten gilt übrigens nicht nur für Restaurants, sondern für alle Veranstaltungen: Partys, Sportveranstaltungen, Schulfeste und auch für eigene Auftritte bei Lesungen und Gespräche.

Eine besondere Herausforderung stellen Firmenfeiern dar, die sehr häufig mit Buffets bestückt werden. Trotz meines Rentenalters arbeite ich bei Bedarf für meine alte Firma und bin deshalb auch zu einigen Firmenevents eingeladen. Bei der letzten Weihnachtsfeier hatte ich ein besonderes Erlebnis. Nach einem Gespräch mit dem Caterer verblieben für mich nur zwei Möglichkeiten: trockenes Brot und ein Gemüsesalat. Alle anderen Speisen – und das Buffet war sehr groß und vielseitig – waren mit Alkohol oder Alkoholaromen „verfeinert" worden.

Ein typisches Beispiel für den sorglosen Umgang mit der Droge Alkohol erleben wir in asiatischen Restaurants. Meist kommt mit der Rechnung ein kleiner Abschiedsdrink. Auf die Frage: „Mit Alkohol?", folgt meist: „Ja, aber nur ganz wenig." Dabei erhalten auch Kinder dieses kleine Abschiedsgeschenk, allerdings nach meiner Beobachtung erst, wenn sie Vollzahler, also aus dem Kinderpreisangebot entwachsen sind.

Bei den aufgeführten Beispielen habe ich auf die vielen

Nachtischvarianten, die Suppen, Eissorten und Fruchtsalate verzichtet, die ebenfalls mit Alkohol versetzt oder haltbarer gemacht werden.

Zu meinem engeren Freundeskreis gehört auch der Inhaber des Eiscafés Marino in unserer Kreisstadt. Die Eisdiele gehört zu den beliebtesten Anziehungspunkten in der Innenstadt und wird nicht nur wegen seiner Eisqualitäten geschätzt, sondern setzt sich auch sehr stark für Transparenz auf den Angebotskarten ein. Das mag auch an unserer Bekanntschaft liegen, aber die Inhaber fühlen sich insgesamt ihrer Kundschaft zur Information verpflichtet. So werden Eissorten wie Krokant, Malaga, Baba (Hefegebäck in alkoholischem Sirup, klein geschnitten) und Creme Whiskey auf der Karte und im Verkaufsfenster deutlich mit dem Alkoholhinweis versehen und an Kinder nicht abgegeben. Ein Blick in die Eisküche vermittelte ebenfalls neue Erkenntnisse. Hatte ich vorher vermutet, dass angebrochene Zutateneimer oder auch Früchte mit Alkohol konserviert werden und Aromastoffe Alkohol enthalten, wurde ich eines Besseren belehrt. In den Eimern mit den Zutaten befindet sich auf der Rohmasse eine etwa einen Zentimeter dicke Schicht mit einer Flüssigkeit, die die Masse immer umschließt. Nach einer Entnahme fließt die ölartige Flüssigkeit wieder über die Masse und umschließt sie luftdicht. Selbst bei den Erdbeerbechern gibt es keine alkoholhaltigen Zutaten, in der Vergangenheit wurden die morgens bearbeiteten Früchte gegen Verderb mit einer alkoholhaltigen Soße „geschützt“. Inzwischen reagieren auch die Lebensmittelkontrolleure der Städte sensibler und achten auf die entsprechenden Deklarationen.

Ein Grund mehr, den Gedanken an eine offene Deklaration in Speisekarten auf diesem Weg zu forcieren. Das Verhalten in diesem Café ist zwar vorbildlich, aber generell gilt: Immer nachfragen, ob Alkohol in den Angeboten vorhanden ist.

5.2. Obacht bei Medikamenten

Ein besonders breites Spektrum von Alkohol gibt es im Umgang mit Medikamenten. In fast allen pflanzlichen Präparaten befindet sich Alkohol in flüssiger Form. Man bezeichnet Alkohol in der Umgangssprache als Ethylalkohol oder auch als Ethanol. Diese Substanz finden wir in Bier, Wein und auch in hochprozentigen Alkoholika, aber eben auch, als Konservierungsstoff oder Auszugsmittel, in sehr vielen Medikamenten. Ethanol ist die bekannteste Variante aus der Gruppe der chemischen Alkohole. Kräuter oder Pflanzen werden in Ethanol eingelegt, die Wirkstoffe werden damit herausgelöst und nach einiger Zeit wird die Flüssigkeit abgegossen. Allerdings muss man auch zugestehen, dass es sich bei Ethanol um einen natürlichen Alkohol handelt, der im täglichen Leben häufig vorkommt. Überall, wo feuchte und zuckerhaltige (auch stärkehaltige) Substanzen mit Hefe in Kontakt kommen, beginnt ein Gärungsprozess. Alkohol findet sich in vielen Lebensmitteln wie Brot, Fruchtsaft oder auch bei Kefir. Diese Form des Alkohols riecht meist nicht wie der „normale" Alkohol, die Wirkung ist aber gleich.

Für gesunde Menschen ist der Alkoholgehalt meist völlig ungefährlich, selbst bei dauerhafter Einnahme. Pharmazeuten geben den Arzneimitteln auch eine Unbedenklichkeitsbescheinigung in Bezug auf die Förderung von Alkoholismus. Aber: Insbesondere für Alkoholkranke ist die Gefahr eines Rückfalles gegeben.

Ich selbst durfte dies am eigenen Leib erfahren. Nach einer Notoperation landete ich auf der Intensivstation eines Krankenhauses und wurde einige Tage mit Infusionen ins Leben zurückgeholt. Nach der Rückkehr auf die Normalstation erlebte ich Symptome, die mir aus meiner Entzugszeit bekannt vorkamen. Ich erklärte dies dem behandelnden Arzt und erfuhr, dass ich mit alkoholhaltigen Medikamenten stabilisiert worden war, ohne Rücksicht auf meine Vorgeschichte. Dies ist wohlgemerkt kein Vorwurf an die behandelnden Ärzte, hier stand „Leben vor Sucht", sondern nur ein Hinweis auf die Schnelligkeit, mit der die Sucht wieder zuschlagen kann.

Ich muss an dieser Stelle noch einmal auf die Unterschiede bei der Begrifflichkeit zu Alkohol zurückkommen. Ethanol bzw. der sogenannte Trinkalkohol wird durch Vergärung bzw. Destillation verschiedener Grundstoffe gewonnen. Zur Herstellung von Trinkalkohol verwendet man Getreide, Früchte oder Zuckerrohr. Die Alkoholgehalte können unterschiedlich sein. Hier einige Beispiele:

2.1. Alkoholgehalt verschiedener Getränke			
Getränk	**Alkoholgehalt**	**Menge**	**reiner Alkohol**
Wein	ca. 10 Vol. %	0,1 l	ca. 8,0 g
Bier	ca. 5 Vol . %	0,2 l	ca. 8,0 g
Sekt, trocken	ca. 10 Vol. %	0,1 l	ca. 8,0 g
Wermut	18 Vol. %	0,2 l	14,4 g
Eierlikör	20 Vol. %	2,0 cl	3,2 g
Fruchtlikör	30 Vol. %	2,0 cl	4,8 g
Korn	32 Vol. %	2,0 cl	5,0 g
Kräuterlikör	33 Vol. %	2,0 cl	5,2 g
Obstler	35 Vol. %	2,0 cl	5,6 g
Weinbrand	40 Vol. %	2,0 cl	6,4 g
Whiskey	50 Vol. %	2,0 cl	8,0 g
Calvados	55 Vol. %	2,0 cl	8,8 g

Vol. % = ml reiner Alkohol in 100 ml Flüssigkeit

1 ml reiner Alkohol = 0,8 Gramm

Quelle: Deutsche Hauptstelle gegen die Suchtgefahren e. V.

5.2.1. Falsche Deutung

Ich stolpere bei diesen Beschreibungen immer wieder über den Begriff „mehrwertige Alkohole“. Der Bundesverband der Verbraucherzentralen und Verbraucherverbände – Verbraucherzentrale Bundesverband e. V. – schreibt darüber auf seiner Website (https://www.lebensmittelklarheit.de/forum/mehrwertige-alkohole):

„Bei den mehrwertigen Alkoholen handelt es sich nicht um Trinkalkohol, also Ethylalkohol, der in Spirituosen und anderen alkoholhaltigen Getränken vorkommt. Sie haben nicht die Wirkungen von Alkohol und sind sowohl für Kinder als auch für trockene Alkoholiker unbedenklich. Mehrwertige Alkohole oder auch ‚Zuckeraustauschstoffe‘, ‚Zuckeralkohole‘ oder ‚Polyole‘ gehören zur Gruppe der Kohlenhydrate, sind aber keine Zucker. Ihr Gehalt in einem Lebensmittel kann freiwillig in der Nährwerttabelle, zusätzlich zum Zucker, als Untergruppe der Kohlenhydrate mit der Angabe ‚davon mehrwertige Alkohole‘ aufgelistet werden.

Zu den Zuckeralkoholen, die in Lebensmitteln verwendet werden, gehören:

- Sorbit (E 420)
- Mannit (E 421)
- Isomalt (E 953)
- Maltit (E 965)
- Lactit (E 966)
- Xylit (E 967)
- Erythrit (E 968)

Von herkömmlichen Zuckern unterscheiden sich die Zuckeralkohole in ihrer chemischen Struktur. Daher werden sie im Körper anders verarbeitet. Sie wirken kaum oder gar nicht kariesfördernd, haben nur einen geringen oder keinen Einfluss auf den Blutzuckerspiegel und liefern mit durchschnittlich 2,4 Kilokalorien pro Gramm weniger Kalorien als Zucker (eine Ausnahme bildet hier Erythrit mit 0 Kilokalorien pro Gramm). Bis auf Xylit und Erythrit schmecken sie für uns deutlich weniger süß als Haushaltszucker. Einige Zuckeralkohole, wie Sorbit, Xylit und Erythrit, kommen natürlicherweise, überwiegend in Obst und Gemüsen, vor. Die Gewinnung in industriellem Maßstab erfolgt aber aus anderen Rohstoffen, wie Getreidestärke, durch Fermentation und/oder mit chemischen und physikalischen Verfahren. Zuckeralkohole zählen zu den Zusatzstoffen. Sie müssen mit der Angabe ‚Süßungsmittel' und ihrem Namen oder der E-Nummer im Zutatenverzeichnis stehen. Sie werden vor allem in energiereduzierten oder zuckerfreien Lebensmitteln wie Konfitüren, Desserts, Backwaren, Süßigkeiten oder Kaugummis als Süßungsmittel verwendet. Einige dienen jedoch auch als Feuchthalte- oder Trennmittel und werden dann als solche im Zutatenverzeichnis gekennzeichnet. In großen Mengen können Zuckeraustauschstoffe abführend wirken. Deshalb müssen Lebensmittel, denen mehr als 10 Prozent mehrwertige Alkohole zugesetzt wurden, den Hinweis ‚kann bei übermäßigem Verzehr abführend wirken' tragen. Die Verträglichkeit von Zuckeraustauschstoffen ist individuell unterschiedlich. Kinder, vor allem kleine Kinder, können empfindlicher als Erwachsene reagieren. Eine dem Trinkalkohol ähnliche Wirkung haben Zuckeralkohole jedoch nicht."

Hier stellt sich wieder die Frage, ob mehrwertige Alkohole für einen Alkoholiker schädlich sein können oder aber der Verzehr zum Rückfall führt. Ich weiß, dass ich eine sehr strikte Meinung vertrete, aber ich verzichte auch auf ebendiese. Meine Frau und ich beschäftigen uns seit nunmehr über fünfundzwanzig Jahren mit alkoholischen Inhalten in Lebensmitteln und immer wieder stolpern wir über diesen Begriff. Im Rahmen der Recherche zu den beiden Büchern habe ich immer wieder unterschiedlichen Firmen aus den Bereichen Produktion, Vertrieb und Handel angeschrieben und widersprüchliche Antworten erhalten. Von den meisten höre ich: „Unschädlich für Kinder, Schwangere und trockene Alkoholiker, aber ohne Garantie." Jeder ist für sich selbst verantwortlich, ich möchte trotzdem ein paar Beispiele aus der eigenen Praxis bringen.

Während meiner aktiven Trinkerzeit gehörten die Lutschbonbons Fisherman's Friend zu meinen bevorzugten „Fahnenkillern". Ich hatte immer einen großen Vorrat im Auto, und obwohl es bessere Geruchstilger gab, schmeckten mir die Pastillen; lecker, scharf und kräftig. Ich habe diese Gewohnheit auch nach meinem Entzug beibehalten und viele Jahre die Bonbons weiter gegessen. Bis mir irgendwann die Beschreibung auffiel, die besagte: Zutatenliste – Nährwertangaben pro 100 Gramm = Kohlenhydrate 97,03 g, davon Zucker 1,91 g und mehrwertige Alkohole 90,95 g.

Ich habe danach nie wieder ein solches Bonbon gegessen und dies hat einfach zwei Gründe. Zum einen habe ich im Kopf, dass ich eventuell an meinen früheren Konsum von Alkohol erinnert und zu diesem neu veranlasst werden könnte. Zum anderen ist mir der Begriff „mehrwertige Alkohole" einfach zu dubios. Insbesondere in Lebensmitteln, die als zuckerfrei beworben werden, kommen diese Zutaten zum Einsatz. Man kann also sagen: Mehrwertige Alkohole kommen überwiegend in kalorienreduzierten und zuckerfreien Süßwaren wie Desserts, Gebäck, Marmelade, Kaugummis und Co. vor und verleihen den Lebensmitteln ihre Süße.

Ich behaupte: Ein Rückfall passiert immer vom Kopf her. Allein der Gedanke, dass man wieder Alkohol zu sich genommen hat, kann als Vorstufe zu einem Rückfall gewertet werden. Dabei ist es aus meiner Sicht unerheblich, ob die Industrie sagt, es sei kein echter Alkohol, also für Kinder, Schwangere und Alkoholiker unschädlich. Ich unterscheide an dieser Stelle immer zwischen bewusst und unbewusst aufgenommenem Alkohol. Es ist mir ganz sicher auch schon passiert, dass ich in den fünfundzwanzig Jahren meiner Abstinenz unbewusst Alkohol zu mir genommen habe. Sei es versteckt in einer Soße, einer Süßspeise oder bei einer anderen Gelegenheit.

Die Devise heißt: Solange ich nicht merke, was ich zu mir nehme, also etwas esse, das Alkohol enthält, und es mir nicht auffällt, dann sollte dies nicht weiter schlimm sein. Bemerke ich den Alkohol aber, werde darauf aufmerksam gemacht oder höre später von dieser Aufnahme, dann sofort stoppen und nie wieder essen oder trinken. Bei geschmacklich eindeutigem Alkoholgenuss kann das Unterbewusstsein angeregt werden und deshalb ist immer Vorsicht geboten. Die Gefahr von Rückfällen ist immer geboten.

Ein bekannter Coach aus dem Rheinland (private Suchtberatung, Alkoholcoaching) bezeichnete mich in einem Gespräch einmal als militanten trockenen Alkoholiker. Zunächst war ich sauer über die Beschreibung, inzwischen gebe ich ihm recht. Mir persönlich ist der strikte Verzicht auf JEGLICHE alkoholische Zutaten, Aromen und Ingredienzien lieber als ein Rückfall, leichtfertiger Umgang oder die permanente Verwendung von Phrasen wie „Ein Rückfall gehört dazu", „Krone geraderücken und weitergehen" oder „Wieder aufstehen und neu sortieren".

Ich habe in den letzten Monaten einige Menschen kennengelernt, die genau diesen Thesen gefolgt sind. Sie tranken „alkoholfreies Bier" und gingen, aus meiner Sicht, nicht sorgsam mit sich und ihrer Gesundheit um. Die Folge war in fast allen Fällen ein Rückfall. Leider werden diese Thesen auch immer wieder von Trinkern gegenüber ihrem Umfeld genutzt, um das weitere Trinken zu verteidigen, Rückfälle zu entschuldigen und einem geplanten Wiedereintritt in eine erneute Trinkerkarriere vorzubeugen.

5.3. Alkohol und Nikotin

Ich war kürzlich eingeladen, als Dozent einen Fachtag der Arbeitsgemeinschaft der Freundeskreise im Lukaswerk in den Räumen der Fachklinik Erlengrund in Salzgitter zu begleiten. Nach meinem Vortrag zum Thema: „Verborgene Gifte in Lebensmitteln unter besonderem Augenmerk auf suchtkranke Menschen", ergaben sich in der zweiten Tageshälfte ein interessanter Informationsaustausch und eine angeregte Diskussion. Im Verlauf entwickelte sich ein Gespräch über die gleichzeitige Aufgabe von Alkohol und Nikotin. Einig waren sich die meisten Teilnehmer in der Ansicht, dass eine gemeinsame Aufgabe der beiden Suchtmittel wenig Aussicht auf Erfolg bietet und erst nach einer erfolgreichen Entgiftung und Langzeittherapie das zweite Problem (Rauchen) angegangen werden sollte. Eifrig diskutiert wurde dann die Möglichkeit, einen Verzicht auf Zigaretten durch den Einsatz von E-Zigaretten zu erreichen. Hier stießen alle Beteiligten auf eine Problematik, die weder mir noch den anderen bewusst war – oder besser, über die, zumindest ich, bisher nicht nachgedacht habe.

Die Frage: Bei der Nutzung von E-Zigaretten werden alkoholische Dämpfe erzeugt, da auch Propylenglycol, Glycerin, Ethanol und Aromastoffe verdampft werden. Welche Auswirkung haben diese Substanzen bei einem trockenen Alkoholiker, der sehr stark rückfallgefährdet ist?

Um dieses Thema näher zu beleuchten und genauere Informationen zu erhalten, suchte ich den Kontakt zu großen Liquide-Herstellern in Deutschland und versuchte über das Internet, die zehn größten Produzenten (persönlicher Eindruck) zu erreichen. Es könnte nun der Eindruck entstehen, dass jetzt eine neue Gefahr für die Anbieter von E-Zigaretten, E-Shishas und Liquide im Entstehen begriffen ist, dass diese Veröffentlichung als Gefahr für den Vertrieb dieser Artikel angesehen wird. Mir liegt es völlig fern, eine Bewertung der Schädlichkeit von derartigen Produkten zu verbreiten oder überhaupt dieses Thema aufzugreifen. In unserem Fall geht es ausschließlich um die Einschätzung einer Rückfallgefahr durch die Aufnahme von alkoholischen Bestandteilen über den Rauch, der in direktem Kontakt zur Mundschleimhaut auch direkt in den Körper gelangt. Deshalb war die Reaktion auf meine Anfrage auch recht mager. Eine ausführliche Antwort und umfangreiche Informationen erhielt ich lediglich von einer Firma, eine zweite speiste mich mit Pauschalinformationen ab. Eine Aussage wie: „Wir deklarieren immer im Abgleich mit dem Sicherheitsdatenblatt, somit ist gewährleistet, dass alle als gefährlich geltenden Stoffe laut CLP aufgelistet sind", ist im Zusammenhang mit der Vermeidung von Rückfällen eher sinnfrei als hilfreich.

Auch bei den immer beliebter werdenden Shishas wird es heikel. Im Bereich der Shisha-Bars gibt es die Problematik von Kohlenmonoxyd durch fehlende Abluft, also werden auch hier vermehrt E-Shishas verwendet. Die dort eingesetzten Liquiden entsprechen den technischen Beschreibungen der E-Zigaretten und auch hier kann es zur Verdampfung von alkoholhaltigen Stoffen kommen.

Ich möchte deshalb zu dieser Thematik die zweite Aussage, die Stellungnahme der Firma „Happy Liquid" (gegründet von einem Arzt, Thomas Mrva, und einem Apotheker, Maximilian Mikli) in vollem Umfang zitieren:

„Ich würde das Thema gerne aufteilen:

1. ‚Erinnerungen an Alkohol' (psychische Komponente)

2. direkte Alkoholwirkung

Zu 1.) Generell sollte ein alkoholkranker Patient auf Geschmäcker verzichten, die die Sucht triggern können (Rumaroma z. B.), auch wenn diese keinen Alkohol in irgendeiner Form enthalten. Hier kann natürlich das Craving gesteigert werden und somit zu Rückfällen führen, gerade wenn es ein bekanntes Aroma war.

Zu 2.) Liquids bestehen normalerweise aus Propylenglykol, Glycerin,

Wasser, Nicotin und Aromastoffen. Manche asiatischen Liquidhersteller verwenden auch Ethanol als Stabilisator bzw. um eine bestimmte Viskosität zu erzeugen – diese fallen natürlich für Suchtkranke generell aus. Propylenglykol und Glycerin sind sogenannte mehrwertige Alkohole, ohne Rauschwirkung. Diese werden auch nicht in rauschinduzierende Substanzen im Körper verstoffwechselt. Diese Substanzen heißen chemisch zwar auch Alkohole, haben aber mit dem normalen Trinkalkohol (Ethanol enthält eine Alkoholgruppe, deshalb einwertig) nichts gemeinsam. In der Chemie wird alles, was eine OH-Gruppe besitzt, als Alkohol bezeichnet. Glycerin ist mit 3 OH-Gruppen ein dreiwertiger, Propylenglykol mit den 2 OH-Gruppen ein zweiwertiger Alkohol. Beide Substanzen sind vielfältig in chemischen, pharmazeutischen, kosmetischen Erzeugnissen und als Lebensmittelzusatzstoff (E 1520, E 422) zugelassen. Hier gibt es keinerlei Hinweise, dass diese Substanzen eine Alkoholkrankheit negativ beeinflussen und/oder zu Rückfällen führen können. Ein Problem können Aromastoffe darstellen (s. o.): Selten werden manche Aromastoffe zur besseren Löslichkeit oder zur Stabilisierung in Ethanol gelöst. Der Gehalt ist hier zwar sehr niedrig (im unteren einstelligen Prozentbereich bezogen auf das Liquid), könnte aber natürlich problematisch sein."

Wie man bereits in diesem Text erkennen kann: Die Firma stellt sich ihrer Verantwortung, auch wenn auf die Auswirkungen für trockene Alkoholiker nicht eingegangen wird. Weitere Infos und Hinweise zum Thema werden künftig auf der Website der Firma im Internet (www.happy-liquid.com/) zur Verfügung gestellt. Im Bedarfsfall können sich Interessierte auch unter info@happy-liquid.com melden. Unter Bezug auf dieses Buch und den Beitrag können dort weitere Informationen und Aktualisierungen angefordert werden.

Um tiefer in die Materie einzutauchen, suchte ich den Kontakt zu O.Univ.-Prof. Dr. phil. Bernhard-Michael Mayer von der Uni Graz. Der anerkannte Fachmann für Pharmakologie und Toxikologie antwortete umgehend:

„Die Antwort auf Ihre Frage kann kurz ausfallen, denke ich. Liquids enthalten maximal (!) 10 % Alkohol. Der in Umfragen ermittelte durchschnittliche Verbrauch von Dampfern beträgt 5 ml Liquid pro Tag. Ich habe einmal ausgerechnet, dass die tägliche Alkoholaufnahme im schlimmsten Fall (ausschließliche Benutzung eines Liquids mit 10 % Alkohol und 100 % Resorption) in etwa einem Fingerhut Bier entspricht. Ob ein trockener Alkoholiker durch einen Fingerhut Bier pro Tag rückfällig werden kann, weiß ich nicht. Bin kein Suchtexperte, halte das aber für ausgesprochen unwahrscheinlich. Getriggert werden Rückfälle durch Assoziationen, beim Dampfen merkt man ja nicht einmal, dass man mit Alkohol dampft. Außerdem ist der Zusatz von Alkohol zu Liquids meines Wissens nicht besonders häufig."

Beide Aussagen, die des Produzenten und Vertreibers und auch die des Toxikologen, bringen den trockenen Alkoholiker nicht weiter. Auch wenn ich in Liquid-Shops höre, dass es Deklarationen auf den Flaschen gibt, dass Personal geschult sein soll und auch die Websites der Hersteller Informationen enthalten sollen, so wage ich dennoch zu bezweifeln, dass es ausreichende Informationen gibt, um eine Rückfallgefahr zu vermeiden. In jedem Gespräch höre ich, dass es auf der einen Seite sehr viele schwarze Schafe unter den Herstellern gibt und auf der anderen Seite werden Ingredienzien und auch Liquides aus Fernost importiert und die Deklarationen werden, wenn überhaupt, nur unzulänglich eingehalten. Heute finde ich selbst bei preiswerten Hartwarendiscountern Liquides mit mikroskopisch kleiner Inhaltsangabe und zu einem Preis, der eine Produktion in Deutschland quasi ausschließt.

Ich will keine Schatten an die Wand malen, aber es gilt, wie in vielen Lebensbereichen, die einfache Aussage: „Augen auf", und im Zweifel darauf verzichten. Bei den Liquides würde ich mich an der deutschen Inhaltsangabe orientieren, dort ist am ehesten mit einer ehrlichen Aussage zu rechnen.

6. Grundsätzliches und Regelungen

In einem Punkt muss ich meinem Herzen Luft machen und ich muss sagen:

Jeder ist für sich selbst verantwortlich und soll sich informieren.

ABER: Ich möchte die Möglichkeit dazu haben, möchte Transparenz und nicht immer wieder allein gelassen werden!

Ja, ich bin ein Verfechter der NULL-These. Null Alkohol, ein Leben lang, Null-Risiko und Null-Toleranz gegen Verlockungen.

Dem Leben eine klare Struktur geben und sich darauf besinnen, was das Leben (außer Alkohol) noch zu bieten hat. Bevor ich weiter auf die Gefahren im täglichen Leben, etwaige Verhaltensänderungen und Vorsichtmaßnahmen eingehe, noch ein paar grundsätzliche Gedanken zum Thema aus der Sicht des Angehörigen eines Alkoholikers, der die Langzeittherapie beendet hat und Unterstützung im privaten Umfeld sucht:

- Der trockene Alkoholiker hat (hoffentlich) verstanden, dass er lebenslang auf Alkohol verzichten muss. Ihm ist in der Therapie klar geworden, dass die kleinste Menge von bewusst konsumiertem Alkohol einen Rückfall mit sich bringen kann. Entschluss und Willen müssen vom Alkoholkranken kommen, eine Unterstützung durch die Angehörigen ist möglich.
- Zumindest im ersten Jahr sollte auch der Partner auf alkoholische Getränke verzichten. Die Droge Alkohol hat das gemeinsame Leben erheblich belastet, teilweise zerstört, Vertrauen fehlt und das gemeinsame Leben muss erneut aufgebaut werden. Durch Verständnis, Einfühlungsvermögen und Liebe kann eine Unterstützung erfolgen, zu einem späteren Zeitpunkt kann der Partner zu seiner Gewohnheit zurückkehren, eine gemeinsame Abstinenz wäre allerdings besser. Wir praktizieren es anders, ich gönne meiner Frau das Glas Wein beim Restaurantbesuch, das Glas Sekt bei Veranstaltungen oder die Rotweinsoße beim Burgunderbraten. Es stört mich nicht, aber ich bin inzwischen stabil und schließe körperlichen Kontakt zu diesem

Zeitpunkt aus.

- Ich verhalte mich in puncto Mitabstinenz wie viele meiner Alkoholikerkollegen und sage: Ich verlange das nicht, war aber in der kritischen Phase nach dem Entzug dankbar, dass meine Partnerin verzichtete. Ich denke, dies geht vielen Betroffenen so.
- Im ersten Buch habe ich beschrieben, dass meine Freunde ebenfalls auf Alkohol verzichten wollten, ich habe diese Reaktion damals unterbunden. Auf Feiern wurde kurz darauf wieder konsumiert und das Leben normalisierte sich.
- Im eigenen Haus und Umfeld sollte der Umgang mit leckeren alkoholfreien Drinks zur Normalität werden. Wichtig: Es sollten immer genügend alkoholfreie Getränke im Haus sein. Wasser ist immer vorhanden, zum Anbieten vielleicht noch Softdrinks wie Cola, Limo oder Tees. Alkoholvorräte sind zu vermeiden.
- Bei eigenen Veranstaltungen oder Familienfeiern die Reste und angebrochenen Flaschen umgehend nach dem Ende der Feier entsorgen und die Räume kräftig lüften.
- Ein weiterer Gedanke betrifft die Psyche. Einfach mal Selbstreflexion betreiben und darüber nachdenken, wie das Leben vor der Therapie war. Dabei nicht über das Verhalten vor der „Trockenheit", also im „Suff", reflektieren, aber die Gemeinsamkeiten neu entdecken.
- Gemeinsam Vertrauen aufbauen, gemeinsame (neue) Ziele formulieren, Gespräche führen, Sorgen teilen und über die Gefühle der beiden Partner reden.
- Dies gilt nicht nur für die Partner, sondern auch für die weiteren Angehörigen, in erster Linie auch für die Kinder. In der Regel wurde in der Trinkerzeit viel „Porzellan zerschlagen", jetzt gilt es, die Beziehung sorgsam und vorsichtig wiederaufzubauen.
- Der (gemeinsame) Besuch von Selbsthilfegruppen gehört zum absoluten Muss. Die Gemeinschaft von Gleichgesinnten, von Mitbetroffenen und Menschen, die ein ähnliches Erleben hatten, führt zur Stabilisierung und gibt weitere Selbstsicherheit und Bestätigung im eigenen Handeln.

Leider ist es nicht immer so, dass nach der Entgiftung der Betroffene direkt in eine Klinik zur Langzeittherapie gehen kann. Die Gründe dafür sind vielfältig. Liegt der Grund für die Entgiftung in einer Notsituation, zum

Beispiel einem plötzlichen Zusammenbruch, einem Versagen der Organe oder einem Ausfall der geistigen Kapazitäten, der Noteinlieferung in die Klinik, ohne dass der Betroffene von sich aus zugestimmt hat, beginnt zunächst ein Weg durch die Genehmigungsverfahren. Während die Notversorgung durch die Krankenkasse übernommen wird, läuft die Langzeittherapie über den Rententräger (in den meisten Fällen).

A-Connect e. V. schreibt dazu: „Das mehrteilige Formular für einen Therapie-Antrag ist bei der Krankenkasse erhältlich. Es werden Fragen zu persönlichen Daten gestellt. Des Weiteren ist in den Unterlagen auch ein sogenannter Sozialbericht auszufüllen. Diese Aufgabe sollte ein Therapeut/in, eine Suchtberatungsstelle oder auch der Leiter einer Selbsthilfegruppe übernehmen. Die kompletten Unterlagen werden dem zuständigen Rententräger (z. B. LVA oder BfA) zugesandt. Der Rententräger entscheidet, ob die Therapie genehmigt wird. In den Unterlagen kann auch ein Wunsch für einen bestimmten Therapieort und -termin geäußert werden. Allerdings bedarf auch das der Zustimmung des Rententrägers." Inzwischen gibt es aber auch eine Initiative, die sich mit dieser Thematik beschäftigt. „Die DKG, die DRV und die GKV streben gemeinsam eine Verbesserung des Zugangs aus dem qualifizierten Entzug in die Suchtrehabilitation durch ein sogenanntes ‚Nahtlosverfahren' an. Hierfür hat die DKG gemeinsam mit der DRV und der GKV Handlungsempfehlungen zu einem Nahtlosverfahren nach qualifiziertem Entzug in die Suchtrehabilitation zum 01.08.2017 vereinbart.

Eine Entwöhnungsbehandlung sollte möglichst nahtlos im Anschluss an eine Krankenhausbehandlung erfolgen, sodass weitere Rückfälle und damit auch ein Motivationsverlust zur Entwöhnung verhindert werden. Mit dem Nahtlosverfahren soll versucht werden, zukünftig Drehtüreffekte zu vermeiden und die Nichtantrittsquote einer Entwöhnungsbehandlung zu reduzieren." (www.dkgev.de – 1.August 2017 – Handlungsempfehlung)

Es handelt sich aber nur um eine Empfehlung, es sind viele Gespräche und Sitzungen notwendig, um eine Veränderung der Situation herbeizuführen.

Das Problem ist hier die relativ geringe Verfügbarkeit von Kliniken, die eine sofortige Übernahme gewährleisten können.

Noch ist es so, dass die Beantragung der Langzeittherapie eine gewisse Zeit in Anspruch nimmt, und dies bedeutet natürlich eine enorme Gefahr für den Betroffenen, wieder rückfällig zu werden. Insbesondere wenn der Suchtkranke nicht freiwillig in der Klinik war, besteht ein erhöhtes Risiko. Er selbst muss die Entscheidung treffen, dass er sein Leben ändern will und wird. Während eines Konsums, also mit eigenem Kontrollverlust, ohne klare Gedanken fassen zu können, sind solche Entscheidungen nur sehr schwer möglich.

Ich möchte in der Fortführung der Gedanken den Unbelehrbaren, den Zwangseingewiesenen, den notorischen Trinker, den Alkoholkranken, der nicht vorhat, sich zu verändern, außen vor lassen. Ohne eigenen Willen den Weg aus der Sucht zu finden, funktioniert nicht, Zwangsmaßnahmen und die Androhung von Konsequenzen sind ebenfalls wenig Erfolg versprechend.

7. Arten von Rückfällen

Beschreiben wir zunächst die unterschiedlichen Varianten eines Rückfalles:

In der Regel ist jeder Alkoholkonsum nach einer Abstinenz ein Rückfall. Wer nach einer Entgiftung trinkt, ist rückfällig. Selbst die Rückkehr zu altem Verhalten, zu alten Gewohnheiten, ohne Alkohol zu trinken, kann und sollte als trockener Rückfall bezeichnet werden. Die Wiederaufnahme der Skatrunde, der Besuch von Stammtisch und Kneipe, also die bewusste Rückkehr unter Akzeptanz der Risikofaktoren führt zu Stimmungsschwankungen, kann zu Gereiztheit führen und der Betroffene setzt sich einer emotionalen Karussellfahrt aus. Das Risiko eines eventuellen Rückfalls ist gegeben. Eine weitere Variante ergibt sich bei einem einmaligen Fehltritt, oft auch als Ausrutscher bezeichnet. Meist passiert diese Art des Rückfalls kurzfristig, ist aber unbedingt ernst zu nehmen. Insbesondere nach einer Entgiftung sind weder Geist noch Körper in der Lage zu differenzieren. Es gilt, schnell zu handeln, die Ursachen zu finden, eine ehrliche Selbstreflexion zu betreiben und Unterstützung zu suchen.

Generell sollte der Besuch einer Selbsthilfegruppe und/oder der regelmäßige Besuch bei einem Therapeuten selbstverständlich sein. Eine Aufarbeitung der Gründe für den Fehltritt ist zwingend erforderlich. Grundsätzlich muss einem solchen kein Rückfall nachfolgen, aber die Gefahr dafür ist sehr groß. Unter Anleitung von Gruppe oder Therapeut kehrt der Betroffene zu seiner Abstinenz zurück. Gelingt dies nicht und er kehrt zu seinen alten Trinkgewohnheiten zurück, sprechen wir von schwerem Rückfall. Trinkverhalten, Menge, Dauer, Häufigkeit und Verhalten gegenüber den Angehörigen entspricht schnell wieder dem gleichen Ausmaß, vergleichbar mit der Zeit vor dem Entzug.

Eine weitere Variante eines Rückfalls bahnt sich an, wenn der Betroffene versucht, kontrolliert zu trinken. Ich rede hier nicht von der bereits beschriebenen Form des „Runtertrinkens", sondern vom Versuch etwas zu trinken: „Ein Bier geht doch", „Ich trinke Radler, da ist doch nichts drin" usw. Zu Beginn, also die ersten Tage, mag dies funktionieren, aber nach sehr kurzer Zeit wird wieder das alte Ausmaß erreicht. Dieser schleichende Rückfall macht mich besonders traurig, ist er doch oft das Resultat von falscher Beratung, falschen Ratschlägen und mangelnder Einsicht, auch von einigen Therapeuten, Gruppenleitern und sonstigen Experten. Ich sage immer: „Ein bisschen schwanger geht auch nicht."

Welche Situationen, Vorgänge und Vorkommnisse können zu einem Rückfall führen? Wo liegen die Risikofaktoren?

Eine der häufigsten Ursachen für einen Rückfall liegt in der allgemeinen Gefühlslage. Viele Menschen sind einsam und verfügen nur über ein sehr geringes Selbstwertgefühl. Ihr Leben ist bestimmt von Ängsten, sie sind häufig über- oder unterfordert und leiden vielfach auch an Depressionen oder vielleicht besser ausgedrückt: Symptomen einer Depression vergleichbar.

In anderen Fällen bestehen Probleme im Umgang mit anderen Menschen. Dies kann sich auf den privaten Ebenen genauso abspielen wie im Freundes- und Bekanntenkreis oder im Gefüge des beruflichen Umfeldes.

Fehlende Aufmerksamkeit oder das Gefühl „Ich hab's im Griff" gehören zu den TOP-Gründen für Rückfälle. Verbunden damit sind natürlich auch die Aufforderungen aus dem Umfeld. Auf Festen, Veranstaltungen und anderen Feierlichkeiten ist Konsum normal, alle trinken und die Aufforderungen zum Mittrinken kommen garantiert.

Wir befinden uns derzeit noch in der Zeit nach einer Entgiftung, eine psychologische Betreuung und Beratung erfolgt nur in einer Gruppe, im eigenen Umfeld und wird unterstützt durch einen ambulanten Therapeuten, Psychologen oder Arzt. In dieser Zeit sollten Warnsignale beachtet werden, die erste Anzeichen für die Gefahr eines Rückfalls sein können. Ich hatte meine Meinung: „Rückfälle beginnen immer im Kopf", bereits geäußert, möchte aber noch einmal darauf hinweisen.

Der Suchtkranke beschäftigt sich im Kopf mit Alkohol („Warum soll ich nicht?"), er sucht und findet Gründe, warum ein Schluck nicht schlimm wäre, und er findet Argumente, die für einen Konsum sprechen. Es gibt aber einen weiteren Ansatz: emotionale Gründe. Anzeichen wie bei einer Depression, Angst, Wut oder anhaltende Traurigkeit können Indikatoren für einen Rückfall sein. Das Gleiche gilt auch für die körperlichen Warnsignale. In der Vergangenheit wurden Missstände des Körpers, schlechte Laune, Unwohlsein und andere Gründe für eine körperliche Einschränkung mit Alkohol gedämpft. Krämpfe, Gereiztheit, Magenbeschwerden und andere Unpässlichkeiten können ebenfalls als Gefahr betrachtet werden. Umso wichtiger ist die Unterstützung der Familie, der Angehörigen oder der Eingeweihten im Umfeld. Ebenso wichtig ist eine neutrale Selbstreflexion, eine Betrachtung der eigenen Person und eine Kenntnisnahme der Symptome. Aber wie gesagt, dies funktioniert alles nur, wenn der Wille zum Verzicht da ist. In *Alkohol – Die Gefahr lauert überall!* bin ich ausführlich auf die beiden wichtigsten Worte im Leben des trockenen Alkoholikers eingegangen. „NULL Alkohol – ein Leben lang" und „NEIN". Ich muss an dieser Stelle den Begriff des Neinsagens noch einmal vertiefen. Es gibt eine ganze Reihe von Argumenten, um gefährliche Situationen für den Alkoholiker zu vermeiden, der sicherste Weg ist eine Nutzung der klaren Aussage „NEIN". Dabei ist es sicherlich einfacher, die Aussage gegenüber Fremden oder bei Menschen zu verwenden, die uns nicht nahestehen, als bei den engen Freunden. Ich will keine Wertung vornehmen, in welchen Situationen das Nein angebracht ist, weniger angebracht oder in welchen Fällen man darauf verzichten kann. Ich nutze NEIN immer, ich verleugne meine Suchterkrankung nicht. Bei Betriebsausflügen, Firmenfeiern, bei jeder Veranstaltung, im Umgang mit Freunden, bei der Familie, bei neuen Kontakten, bei geschäftlichen Besprechungen, beim Arbeitsessen. Das NEIN ist in meinem Kopf verankert und ich vermeide Begriffe wie „Jetzt nicht" und „Heute nicht", das NEIN gilt ultimativ und ich erkläre (fast?) immer: „Ich bin trockener Alkoholiker und trinke nicht.“

Ich verniedliche nicht, verstecke nicht und ich verharmlose nicht. Ja, ich gehe teilweise zu offen mit der Suchterkrankung um, dies behaupten zumindest immer wieder Kollegen aus dem Beratungsumfeld, Leiter von SHGs, hier insbesondere Mitglieder der AAs, aber ich fühle mich gut dabei. Ich fühle mich gut, weil ich noch keine negativen Erfahrungen mit dieser Art der Offenheit gemacht habe. Niemand hat mich bisher verurteilt, weil ich meinen Alkoholismus offen erkläre, mich selbst schütze und einen Rückfall damit seit fünfundzwanzig Jahren verhindere. Sicherlich nur ein Aspekt, aber eine tragende Säule im Umgang mit der Rückfallgefahr.

8. Neue Wege gehen und Tabus brechen

Der eigene Wille, der offene Umgang mit der Sucht, Aufmerksamkeit bei der Auswahl von Nahrungsmitteln und das Bewusstsein um die Einflüsse von Alkohol bilden die Basis zur Vermeidung von Rückfällen. Ohne den eigenen Willen und den Entschluss zu dauerhaftem Suchtmittelverzicht wird es schwer gelingen, von der Droge wegzukommen. Welche Unterstützung gibt es aber für den Suchtkranken? Damit meine ich nicht die bekannten Möglichkeiten wie Selbsthilfegruppen, Psychotherapeuten oder die traditionellen Suchtberater. Im Rahmen der Recherche nach neuen Wegen und neuartigen Hilfsmitteln stieß ich auf drei interessante neue Möglichkeiten.

Im vorigen Absatz nutzte ich die Begrifflichkeit „fehlende Aufmerksamkeit". Aufmerksamkeit für sich, für das eigene Empfinden und seine Gefühle, sind ein weiterer Schlüssel für dauerhafte Abstinenz. Leichtfertiger Umgang mit der Droge Alkohol, das nicht Wahrnehmen von eigenen Gefühlen und Unachtsamkeit generell sind kritische Faktoren. Macht man sich diesen Umstand klar und versucht sein Verhalten in kritischen Situationen zu üben, ist ein weiterer Schritt gemacht.

Einige Selbsthilfegruppen/-verbände empfehlen Abstinenzkarten oder Notfallpässe, andere empfehlen einen handgeschrieben Notfallplan. Was muss ich im Falle eines Rückfalls tun, wie kann ich mich vorher schützen? Welche Maßnahmen sollte ich ergreifen? Dazu gehören die Kontaktadressen und vor allem die nächsten Schritte, wenn der „Saufdruck" zu groß wird. Oft hilft ein gemeinsames Gespräch mit einem Vertrauten, ein sofortiger Ortswechsel, eine Beratungsstelle sollte aufgesucht werden. Vielfach kündigt sich der Rückfall an: Er „schleicht sich in den Kopf" und es empfiehlt sich eine langfristige Strategie zur Abwehr dieser „doofen Gedanken". Es gibt zahlreiche Inhalte, die von den oben erwähnten Gruppen und Verbänden sehr unterschiedlich präferiert werden. Jeder Alkoholiker sollte hier seinen eigenen Weg finden, das muss er auch, um einem Rückfall vorzubeugen.

8.1. Die Suchthilfe-App

Inzwischen sind wir im Zeitalter der neuen Medien, des Internets und der mobilen Unterstützung angekommen. Kliniken, Beratungsstellen und Selbsthilfegruppen sind über das Internet leicht zu finden, aber es gibt auch andere „intelligente" Lösungen. Rund 60 Millionen Smartphones sind in diesem Jahr in Deutschland registriert. Warum nutzen wir nicht diese Geräte auch zur Rückfallprävention? Heute werden der Kalorienverbrauch, die Schrittzahl und das Wohlbefinden via App ständig protokolliert, wir sind permanent online und immer erreichbar. Was liegt näher als eine Notfall-App?

Durch meine Lesungen und Gespräche in Kliniken und im Umfeld mit Suchthilfegruppen lernte ich eine Vielzahl von Menschen kennen, dazu gehört auch die Psychologin Rabea Arps. Von ihr hörte ich erstmals von einer modernen Hilfe zur Selbsthilfe: die Suchthilfe-App.

Rabea Arps, Baujahr 1972, Psychologin, Coach und Hypnotiseurin begeisterte mich durch ihr Fachwissen und ihre Ausstrahlung. „In ihrem beruflichen Umfeld entwickelte sie eine hohe Menschenkenntnis, Konzentrationsfähigkeit und Stressresistenz", so beschreibt sie sich selbst auf ihrer Website. In ihrer Praxis in Pinneberg bei Hamburg unterstützt Rabea Arps Menschen bei ihren Veränderungswünschen und macht sich stark für Benachteiligte. Als wir das erste Mal über ihre „Suchthilfe-App" (www.suchthilfeapp.de) sprachen und ich die Leidenschaft spürte, mit der sie ihre Überzeugung vertritt, stand für mich fest: Die Beschreibung der App gehört ins Buch und zur Verwendung sagt Rabea Arps:

„Mir fiel auf, dass eine praktische Unterstützung für den Alltag fehlte, um akuten Suchtdruck in kritischen Situationen ohne Rückfall zu überstehen und langfristig zufrieden abstinent zu leben. Selbstverständlich ersetzt meine ‚Suchthilfe-App' keine professionelle Suchtberatung, Therapie oder

Selbsthilfegruppe. Aber die App ist eine niedrigschwellige Hilfe zur Selbsthilfe und ergänzt das bestehende Suchthilfesystem um eine ganz entscheidende Komponente, da die App im Smartphone für Betroffene überall und zu jeder Zeit zur Verfügung steht. Sie bündelt bewährte Strategien aus Sucht-, Trauma- und Verhaltenstherapie und ist bei allen Süchten anwendbar. Den Fokus der Suchthilfe-App habe ich auf umsetzbare, konkrete Lösungsmöglichkeiten gelegt. Auf dem ‚Verlernen‘ des bisherigen dysfunktionalen Verhaltens – nämlich Konsum und Sucht – durch eine Steigerung der Selbstwirksamkeit, der Verbesserung der sozialen Kontakte und einer Erweiterung des Verhaltensrepertoires. So ist die Suchthilfe-App zum Beispiel für Reha-PatientInnen ein Wegbegleiter in ein Leben ohne Alkohol – und dies auf dezente und unaufdringliche Weise. Zwei weitere Zielgruppen liegen mir persönlich insbesondere am Herzen, da sie noch immer in Beratungsstellen und Selbsthilfegruppen unterrepräsentiert sind: Frauen und junge Erwachsene. Diese bleiben mit ihrem Problem meist viel zu lange allein und erfahren viel zu wenig Unterstützung.

Aber wie funktioniert eine solche App, welche Idee steckt dahinter? Die Grundidee ähnelt im Ansatz dem klassischen Notfallkoffer oder Notfallpass. Allerdings ist die Suchthilfe-App mobil, flexibel und außerdem inhaltlich deutlich umfangreicher. Sie ist vor allem als wichtige Erinnerungsstütze gedacht. Die AnwenderIn erstellt zunächst für sich ganz in Ruhe aus den vielen Strategien auf der App in wenigen Schritten einen ganz individuellen Notfallplan. Dieser erscheint beim nächsten Öffnen der App sofort auf dem Display. Zur Auswahl stehen Strategien für akuten Suchtdruck aus vier übersichtlichen Kategorien. Es können aber auch eigene Strategien hinzugefügt werden. In der Kategorie ‚Reden hilft‘ geht es um soziale Unterstützung. Kontaktaufnahme etwa zum Partner oder einer anderen Person des Vertrauens. Telefonnummern aus der Kontaktliste können hierzu direkt übernommen werden. Bei ‚Unruhe abbauen‘ dreht sich alles um körperliche Aktivität und dem Abbau von Anspannung, zum Beispiel spazieren gehen oder auch einen Anti-Stress-Ball in der Hand zu kneten. Hinter der Kategorie ‚Gegenreiz setzen‘ verbergen sich bewährte Strategien, die einen starken Gegenimpuls setzen, wie zum Beispiel zügig mehrere Gläser Wasser trinken oder etwas Scharfes essen. Und bei ‚Entspannung‘ geht es natürlich um Ausgeglichenheit. Hier finden sich Anregungen wie Progressive Muskelentspannung oder Autogenes Training, Mandala malen oder Ähnliches.

Das Ziel all dieser Akutstrategien ist es also, eine kritische Situation oder Gefühlslage schnell und zuverlässig zu verlassen. Denn wenn das Verlangen nach Alkohol plötzlich auftritt, bedeutet dies für die Betroffenen Stress. Und gestresste Menschen treffen bekanntlich nicht unbedingt die besten Entscheidungen. Sie verfallen vielmehr in routiniertes, automatisches Verhalten. Im Fall eines Suchtkranken bedeutet dies im ungünstigsten Fall dann Konsum und Rückfall. Um dies zu verhindern, muss in solchen Situationen alles schnell gehen. Da wird vielleicht ein guter Impuls benötigt oder jemand Vertrautes zum Reden.

Im Idealfall könnte eine akute Rückfallsituation mit Unterstützung der Suchthilfe-App zum Beispiel so ablaufen: Frau Müller hat gerade einen Streit mit ihrem Partner, kurz bevor dieser die Wohnung verlässt, um zur Arbeit zu fahren. Dies ist eine ganz typische Situation, in der sie früher – vor ihrer Therapie – meistens Alkohol getrunken hat. Um ihren Ärger runterzuspülen, sich weniger allein zu fühlen, um sich zu trösten. Glücklicherweise lernte sie im Laufe ihrer ambulanten Therapie, auf solche Situationen und die damit verbundenen Gefühle zu achten. Frau Müller ist sich also bewusst, dass sie jetzt gerade gefährdet ist. Sie weiß aber auch, dass ihr Wunsch zu trinken nachlassen wird, wenn sie stark bleibt und sich ablenken kann. Es gilt also, die nächsten Minuten sicher und trocken zu überbrücken – egal wie!

Was tut sie nun also konkret? Sie tippt auf die Suchthilfe-App und der Notfallplan für akuten Suchtdruck erscheint. Auf einen Blick sieht sie ihre persönlichen Strategien gegen Rückfall. Nun hat Frau Müller ebenfalls im

Rahmen ihrer Therapie schon die Erfahrung gemacht, dass aktive und gezielte Entspannung ihr sehr dabei helfen kann, akuten Suchtdruck ohne Rückfall zu überstehen. Sie entscheidet sich also, das Relax-Video auf der App anzusehen. Die Musik erklingt, langsam und beruhigend. Sie sieht einen wunderschönen Sonnenaufgang in den Bergen, Wolkenformationen im Zeitraffer, den Flug eines Raubvogels, majestätisch und frei. Frau Müller spürt, wie ihre körperliche Anspannung nachlässt, ihre Gedanken kommen mehr und mehr zur Ruhe. Im Video geht die Reise weiter über Wiesen und durch lichtdurchflutete Wälder. Das Bedürfnis nach Alkohol tritt immer weiter in den Hintergrund. Frau Müller atmet ruhiger, tiefer, fühlt sich gelassener und sicher. Nachdem das fünfminütige Video mit den Bildern eines Sonnenuntergangs am Meer langsam ausgeklungen ist, bleibt sie noch einige Momente sitzen. Die akute Krise ist vorbei. Erleichterung auch und ein Funken von Stolz breiten sich in ihr aus. Sie hat diese schwierige Situation aus eigener Kraft bewältigen können.

Die Suchthilfe-App bietet außerdem noch praktische Anregungen für eine langfristige Stabilisierung, um im normalen Alltag mit all seinen Höhen und Tiefen das Rückfallrisiko so niedrig wie möglich zu halten. Die Langzeitstrategien für eine zufriedene Abstinenz sind genau wie die Akutstrategien in vier Kategorien unterteilt. Unter ‚Beziehung zu Dir pflegen‘ dreht sich alles um gute Selbstfürsorge und Achtsamkeit. Dazu gehört wahrzunehmen, wie man sich gerade fühlt, oder aber auch sich an Dinge zu erinnern, für die man dankbar ist. Bei ‚Beziehung zu anderen pflegen‘ geht es darum, Vertrauen wieder aufzubauen und die eigene soziale Kompetenz zu stärken. Also zum Beispiel um Hilfe zu bitten, denn niemand muss alles alleine schaffen, oder Gefühle wie Ärger angemessen und rechtzeitig auszudrücken. Anregungen zu einem guten Mix aus Aktivität und Entspannung finden sich in der Kategorie ‚Eine ausgewogene Balance finden‘. Es ist wichtig, die eigenen Grenzen zu kennen und sich nicht zu überfordern. Allerdings kann natürlich auch ungeplante freie Zeit ein

Stressfaktor sein, wenn dabei Gefühle der Langeweile, Einsamkeit oder Traurigkeit aufkommen. Bei ‚Motiviert bleiben' geht es natürlich um die Aufrechterhaltung der Abstinenzmotivation. Zum Beispiel den Blick auf das bisher schon Erreichte zu lenken oder sich den einen, ganz besonderen Grund vor Augen zu halten, aus dem es sich lohnt, den bisherigen Weg weiterhin zu beschreiten.

Und das kann zum Beispiel so aussehen: Herr Peters ist seit seiner stationären Therapie vor anderthalb Jahren trocken. Die Erinnerungen an die schlimmsten Zeiten seiner Sucht verblassen immer mehr. Allerdings erscheint ihm in letzter Zeit sein Alltag zusehends mühsam und zäh. Die vielen kleinen, lästigen Aufgaben strengen ihn immer mehr an. Er muss sich förmlich dazu aufraffen. Nur noch gelegentlich geht er zu den Treffen seiner Selbsthilfegruppe. Sportlich aktiv war er nun auch schon länger nicht mehr. Er ist zwar abstinent – und darauf könnte er im Grunde stolz sein –, tatsächlich aber fühlt er sich vor allem müde und antriebslos. Irgendwo in ihm beginnt sich jedoch auch Widerstand gegen diesen dumpfen Zustand zu regen. Wo ist sein Optimismus geblieben, seine Energie und Lebensfreude? Was hat er übersehen? Er weiß noch, dass er sich vor einigen Monaten auf der Suchthilfe-App einen Plan für eine zufriedene Abstinenz erstellt hatte. Nun schaut er nach und stellt fest, dass dort als erste Strategie ‚Eine Runde laufen gehen' steht. Stimmt, er erinnert sich an Zeiten, in denen er mindestens einmal pro Woche laufen gegangen ist. Das hat ihm wirklich immer gutgetan, sein Kopf war frei, er fühlte sich fitter, hatte auch bei anderen Aktivitäten mehr Ausdauer, ja, er schlief auch viel besser. An zweiter Stelle steht ‚Sammle neue Erfahrungen, lerne neue Menschen kennen. Gibt es etwas, das du schon immer mal machen wolltest?' Nachdenklich schnürt Herr Peters seine Laufschuhe, verlässt die Wohnung und trabt dann locker an.

So weit, so gut. Trotz allem könnte dennoch folgender Fall eintreten: Herr Schmidt geht spätabends aus dem Haus, um sich an der Tankstelle an der

Ecke noch schnell Zigaretten zu holen. Er steckt mitten in einer stressigen Phase im Job und ein Ende ist vorerst nicht in Sicht. Herr Schmidt ist müde und gereizt, ihm schwirrt der Kopf. Bevor er realisiert, was er da gerade macht, kauft er nicht nur wie geplant die Zigaretten, sondern er greift auch zum Flachmann, der da direkt vor seiner Nase angeboten wird. Er zahlt, verlässt die Tankstelle, schraubt den Verschluss der Flasche auf und kippt den Inhalt ohne Zögern einfach hinunter. Die Flüssigkeit brennt sich ihren Weg durch seinen Hals, er spürt eine plötzliche unangenehme Hitze in seinem Magen, Übelkeit steigt auf und mit ihr – der Schock! Was hat er da gerade gemacht? Panik und Verzweiflung breiten sich aus, ihm wird abwechselnd heiß und kalt. Was soll er jetzt tun? Reflexartig greift er zum Handy, sieht dort das grüne Logo der Suchthilfe-App, öffnet sie. Findet den Button ‚Ein Ausrutscher ist passiert‘. Herr Schmidt tippt mit dem Finger darauf. Dort steht, dass er ab jetzt wieder abstinent sein kann. Dass der Ausrutscher nicht bedeutet, dass er einen schwachen Willen hat oder gescheitert ist. Oder dass der Alkohol etwa stärker ist und er keine Kontrolle mehr über sich hat. Dort steht auch: ‚Bleib bitte nicht allein. Sprich über das, was geschehen ist. Das ist der nächste Schritt auf deinem Weg. Nimm Kontakt zu einer Person deines Vertrauens auf oder wende dich an deine Selbsthilfegruppe oder an eine Suchtberatungsstelle.‘ Kurz entschlossen ruft Herr Schmidt jemanden aus seiner Selbsthilfegruppe an. Dieser verspricht, sofort zu kommen. Noch während sie telefonieren, entfernt Herr Schmidt sich immer weiter von der Tankstelle und macht sich auf den Weg nach Hause. Er setzt sich vor seiner Wohnung hin und wartet. Als sein Bekannter ankommt, gehen sie hinein. Sie setzen sich in die Küche, trinken Kaffee und besprechen, was als Nächstes zu tun ist.

Die Suchthilfe-App bietet also selbst im Falle eines Ausrutschers Hilfe und lässt die Betroffenen auch in diesen Schreckmomenten nicht allein. Langfristig sollte sich dies in einem besseren alltäglichen Umgang mit der chronischen Erkrankung bemerkbar machen und damit zu einer deutlichen

Steigerung der Lebensqualität führen. Es gibt mittlerweile eine fast unüberschaubare Fülle von Gesundheits-Apps auf dem Markt. Nur der Bereich ‚Sucht' wird bislang vor allem im deutschsprachigen Raum noch sträflich vernachlässigt. Bis sich dies grundlegend ändert, braucht es vermutlich weiter engagierte Einzelinitiativen. Was war meine ganz persönliche Motivation zur Entwicklung der Suchthilfe-App? Ich habe sie einer guten Freundin gewidmet, die leider unter tragischen Umständen und viel zu früh verstorben ist. Ich hoffe sehr, dass mehr Menschen und Familien mit einem Suchtproblem möglichst frühzeitig und auch selbstverständlich Hilfe in Anspruch nehmen. Damit das Schweigen und die Isolation schneller durchbrochen werden können."

Der Beschreibung von Rabea Arps ist im Grunde nichts hinzuzufügen. Ich will in diesem Ratgeber unterschiedliche Wege zur Vermeidung von Rückfällen aufzeigen. Es liegt mir fern, die eine oder andere Art zu priorisieren. Wie jeder Mensch anders ist, so sind auch die Wege eines Suchtkranken völlig unterschiedlich. Welche Hilfe, welche Unterstützung die Betroffenen annehmen (wollen) und welchen Weg sie zur Vermeidung von Rückfällen wählen, ist völlig nebensächlich. Ich möchte hier einfach unterschiedliche Instrumente anbieten, die zu einer dauerhaften Trockenheit führen können.

8.2. Drei mentale Techniken

Ähnlich wie Rabea Arps lernte ich den Mentalcoach und Heilpraktiker Rolf Huth im Rahmen von Lesungen kennen und in den folgenden Gesprächen vertieften wir unsere gemeinsame Auffassung bei der Unterstützung von alkoholkranken Menschen.

Rolf Huth, Diplom-Kaufmann, Jahrgang 1961, war in seinem ersten Berufsleben selbstständiger Kaufmann. Zwei Lebenskrisen führten dazu, dass er grundsätzliche Lebensinhalte und sein altes Berufsfeld infrage stellen musste. Durch drei hypnotische Behandlungen konnte er gesunden und hat sich aufgrund dieser Erfahrung entschlossen, seiner Berufung zu folgen und arbeitet seither als Mentalcoach und Heilpraktiker. In seine Arbeit fließen sowohl sein Fachwissen, berufliche Erfahrung und die persönlich erfolgreichen Erfahrungen als auch die Misserfolge aus seinen ersten gescheiterten Versuchen der Krisenbewältigung ein.

Immer wieder suchen auch Menschen mit Süchten bzw. Abhängigkeiten seine Hilfe. Auffällig ist, dass die Mehrzahl der Hilfe suchenden Menschen bereits mehrere erfolglose Ausstiegsversuche hinter sich haben. Die weitverbreitete Meinung ist dabei, dass man das doch hinbekommen muss, wenn man sich nur „mal richtig am Riemen reißt." Wenn es so einfach wäre …

Er weiß, dass es nicht reicht. Tief sitzende, häufig unbewusste Ereignisse und Erfahrungen – sehr häufig aus der Kindheit – haben Programme und Muster erzeugt, die wie eine emotionale Altlast im Unterbewusstsein gespeichert wurden und dort das Bewusstsein und damit den Willen hocheffektiv sabotieren.

Der bewusste Wille mag durchaus vorhanden sein, ist letztlich aber zu schwach, um gegen diese zerstörerischen Programme zu bestehen. Die bedauerliche Folge ist dann, dass nach scheinbar erfolgreichen Therapien trotz allergrößtem Willen früher oder später der Rückfall kommen kann. Er nennt das: „Man muss auch das Wollen können." Und daran scheitern eben viele Ausstiegsversuche.

Rolf Huth empfiehlt in seiner Arbeit einfache, aber wirkungsvolle Techniken für jeden Abhängigen, der den festen Willen zum Ausstieg aus der Abhängigkeit hat.

Der Vorteil dieser Techniken ist, dass sie trotz ihrer Effektivität simpel anzuwenden sind, im Unterbewusstsein wirken und jederzeit ohne weitere Hilfsmittel direkt im Anschluss an den körperlichen Entzug eingesetzt werden können. Sein Motto ist stets: „Wenn's nicht einfach geht, geht's einfach nicht."

Für dieses Buch stellte er drei Techniken zur Verfügung, die er in seiner täglichen Praxis ebenfalls nutzt. Er beschreibt sie wie folgt:

„Technik 1: Ankern

Das Ankern stellt eine Technik dar, die uns auf Wunsch, quasi wie auf Knopfdruck, in eine positive Stimmung versetzen und zur akuten Stabilisierung einer unsicheren Situation beitragen kann. Eine unsichere Situation könnte sein, wenn spontan das Verlangen nach Alkohol auftritt und Sie unmittelbar ein Gegenmittel benötigen.

Wie geht das? Was ist zu tun?

Man versucht, sich an eine wunderschöne Situation zu erinnern. Einen Moment, in dem alles gestimmt hat, im Inneren wie im Äußeren. Ein richtiger Fünfsternemoment. Man durchläuft die gesamten Erinnerungen vor seinem geistigen Auge und erinnert sich an die Gefühle bzw. holt sich das Gefühl von damals zurück. Sollte es einen solchen Moment nicht gegeben haben oder die Erinnerung versagen, kann man seiner Fantasie freien Lauf lassen und sich eine Wunschsituation vorstellen. In dem Moment, in dem man das volle, wunderschöne Gefühl spürt, wird der sogenannte Anker gesetzt. Das bedeutet, dass man bspw. an einer Hand (oder auch beiden) den

Zeigefinger und Daumen zu einem Ring formt, in dem sich die Fingerspitzen an der Kuppe berühren, und drückt einige Sekunden die Kuppen fest gegeneinander. Oder man ballt eine Hand zur Faust oder berührt mit einer Hand den anderen Unterarm. (Jede andere Stelle ist auch geeignet.) Suchen Sie sich eine diskrete Handlung aus, die Sie von anderen unbemerkt ausüben können. Parallel dazu spürt man sein ‚bestes Gefühl' und verbindet es mit dem Anker. Ankern löst das Gefühl wie auf Knopfdruck aus.

Das wird einige Male wiederholt und Sie werden feststellen, dass Sie fortan, unmittelbar nach dem Ankern, in Ihr ‚bestes Gefühl' kommen. Zu jeder Zeit, an jedem Ort. Weiterer Vorteil: Sie brauchen sich nicht vorbereiten, brauchen nichts mitzuführen und haben stets alles an Bord. Es klappt daher bspw. auch in der Sauna.

Dieses Gefühl kann helfen, ein Stopp zu setzen. Fragen Sie sich mit geistiger Stimme, wie sinnvoll es jetzt wäre zu trinken. Sehr gut hat sich auch folgender Satz, mit innerer Stimme gesprochen, bewährt: ‚Es gibt immer etwas Besseres, als jetzt zu trinken.'

Übern Sie Ihren Anker am besten täglich und setzen ihn in dem akuten Moment, sofern er kommt, ein. Sie werden feststellen: Es ist sehr wirkungsvoll.

Technik 2: Selbsthypnose

Wichtig: Täglich einmal mindestens dreißig Minuten intensiv durchführen. Am besten abends, unmittelbar vor dem Einschlafen. Wöchentliches Zähneputzen ist auch zwecklos.

Durchführung: an einem ruhigen, ungestörten Ort (im Bett, Couch, Sessel etc.)

1. Man spricht sich eine individuelle Kernsuggestion dreißig bis vierzig Mal mit innerer Stimme vor:

‚Ich lebe ohne Alkohol.'

oder:

‚Ich bin ohne Alkohol glücklich.'

Bilden Sie sich ggf. Ihre eigene, individuelle Suggestion. Wichtiger Hinweis: In der Suggestion muss immer ICH vorkommen. Der Satz wird nicht als Zukunftsvision, sondern in der Gegenwartsform als bereits erreicht formuliert. Also statt: ‚Ich werde ohne Alkohol glücklich sein.' Sprechen Sie: ‚Ich bin ohne Alkohol glücklich.'

Dazu: Man stellt sich vor, das Ziel ist erreicht. (So denken und fühlen, als ob es bereits Realität sei.) Richtig reinfühlen, sich richtig freuen und das entsprechende Bild suggerieren, wie es sich anfühlt, „einfach so" auf Alkohol verzichten zu können.

2. Danach wird mit den drei Nebensuggestionen gearbeitet. Man stellt sich selbst folgende Fragen und beantwortet sie umfangreich. Am Anfang des Satzes steht immer ein ‚Ich'. Die Antworten werden ausschließlich in der Gegenwartsform formuliert. Auch dabei intensiv ins echte Gefühl gehen. (Dauer zehn bis zwanzig Minuten.)

- Was fühle ich? (wenn ich alkoholfrei lebe)
- Ich fühle mich wohl
- Ich freue mich
- Ich bin stolz auf mich
- Ich spüre Freude in mir
- Ich spüre die Anerkennung meiner Familie
- Ich spüre die Anerkennung meiner Freunde
- Ich bin stolz auf mich
- Ich fühle mich sicher
- Ich fühle mich souverän
- Ich bin glücklich
- Ich bin dankbar
- etc.

Möglichst viele Antworten finden, die sich gut anfühlen. Sie können auch wiederholt werden.

- Was bedeutet das für mich? (wenn ich alkoholfrei lebe)
- Ich bin frei
- Ich muss mich nicht mehr verstecken
- Ich kann ehrlich sein
- Ich muss mich nicht mehr schämen
- Ich bin gesund
- Ich spare Geld
- Ich bin sicher
- Ich kann mich über mich selber freuen
- Ich bin stolz auf mich
- Mein Arzt freut sich mit mir
- Ich habe ein schönes Leben
- etc.
- Was tue ich dann? (Wie verhalte ich mich? Was ist mir dadurch dann alles möglich? Was mache ich dann?)
- Ich bleibe ruhig und locker
- Ich lächle
- Ich lache
- Ich weine vor Freude
- Ich bin jeden Tag dankbar, es geschafft zu haben
- Ich nehme meine Familie/Freunde /… in den Arm und spüre meine Freude und Liebe
- Ich stehe vor dem Spiegel und freue mich an meinem Leben
- Ich erzähle meinem Arzt, dass ich endlich trocken bin
- Ich erzähle meinen Freunden, dass ich trocken bin
- Ich gehe überall hin und verstecke mich nicht mehr
- Ich helfe Alkoholikern, trocken zu werden
- Ich kümmere mich um meine Gesundheit
- Ich lehne angebotenen Alkohol ab und trinke stolz Wasser oder Softdrinks
- etc.

Es kann sein, dass man diese Übung über einen sehr langen Zeitraum, vielleicht sogar lebenslang praktiziert. Man kann sich entscheiden; zwischen lebenslanger Abhängigkeit und lebenslanger Mentalarbeit. Was fühlt sich grad besser an? Was macht mehr Sinn?

Technik 3: Ersatzbelohnung schaffen

Es gibt diverse Theorien, wie und warum man Alkoholiker werden kann. Eine davon ist, dass Alkohol eine Ersatzbefriedigung bietet und einen Mangel, bspw. an Liebe und Aufmerksamkeit, ausgleicht. Gleichzeitig wird das Belohnungssystem bedient. Grad ging's mir noch schlecht, kurze Zeit später fühlt man sich durch die Wirkung des Alkohols besser. Das Gehirn lernt so sehr schnell, dass Alkohol ‚gut' ist. Durch die ständige Wiederholung bilden sich feste Synapsen, in diesem Fall emotional gesteuerte Gedankenmuster im Gehirn, die uns wider jegliche Vernunft immer wieder das Falsche tun lassen. Diese Muster können Sie verändern (siehe auch Technik 1).

Der Alkoholiker, der den körperlichen Entzug hinter sich gebracht hat, spürt nun sehr häufig die körperliche und gleichzeitig die psychische Abhängigkeit. Man spricht vom unglücklichen trockenen Alkoholiker.

Gegen die körperliche Abhängigkeit können Medikamente helfen. Der psychischen Abhängigkeit kann man mit einer alternativen Belohnungsstrategie begegnen, indem ein befriedigender, belohnender Ersatz geschaffen wird. Kurz gesagt etwas, was Ihnen Freude bringt und Endorphin, Serotonin, und Noradrenalin (Glückshormone) freisetzt. Das kann alles Mögliche sein: eine Sportart, die Ihnen früher Spaß gemacht hat, oder eine neue Sportart. Ein weiterer Vorteil von Sport ist, dass die Stresshormone Adrenalin und Cortisol, die der stressauslösende Entzug bzw. Mangel erzeugt, spürbar reduziert werden. Sie fühlen sich wohler. Fahren Sie deshalb mehrmals in der Woche Rad, laufen oder wandern Sie, gehen Sie ins Fitnessstudio. Bewegen Sie sich bitte; am besten täglich, optimal in einer festen Gruppe. Oder beginnen Sie zu basteln, zu werkeln, zu malen. Suchen Sie sich etwas, dass Ihnen Spaß, Freude, Erfolgs- und Wohlfühlerlebnisse bereitet. Gemeinsame Aktivitäten verbinden, schaffen Gemeinschaft. Der Mangel an Gemeinschaft, ein in Kindertagen erlerntes Defizit, ist einer der Hauptgründe, der – unbewusst – in die Alkoholsucht geführt hat. Deswegen ist Gemeinschaft so sehr wichtig und wirkt zusätzlich stabilisierend."

Ich kann die Ansichten von Rolf Huth zu hundert Prozent unterstreichen. Ich selbst treibe viel Sport, genieße den Umgang und den Kontakt mit Menschen, die ich im Sportstudio treffe oder die ich bei Veranstaltungen kennenlerne. In meinen Gesprächen mit Betroffenen empfehle ich immer wieder: »Raus ins Leben, weg aus der Einsamkeit und der Tristesse der eigenen Wohnung.« Gespräche, der Umgang mit anderen und die Teilnahme am normalen Leben bringen die Kranken auf andere Gedanken, verändern die eingefahrenen Gewohnheiten und erleichtern die Rückkehr in den Alltag.

8.3. Das Lotsennetzwerk

Vor einigen Wochen wurde ich von den Median-Kliniken in Römhild zum Selbsthilfefachtag eingeladen. Im Rahmen der Fachvorträge durfte ich dort vor kompetenten Gesprächspartner*innen eine kurze Lesung aus dem aktuellen Buch vornehmen und anschließend mit den Teilnehmern*innen über meine Ansichten zum Thema „Chancen auf eine langfristige Abstinenz?" im Plenum diskutieren. Aus dieser Gruppe heraus bildete sich eine Arbeitsgruppe mit dem Titel „fAIRbunden?!: Alkoholabhängigkeit in der Partnerschaft und Familie", deren Leitung ich übernehmen und somit auch die Ergebnisse präsentieren konnte und durfte. Ich muss gestehen, dass ich an diese Aufgabe mit gemischten Gefühlen heranging und auf die Mitarbeit der Gruppenmitglieder angewiesen war. Die Gruppe war groß und nach kurzer Zeit ergaben sich viele Ansätze für eine angeregte Diskussion. Unabhängig vom Erfolg der Fachtagung, die allgemein positiv bewertet wurde, ist mir ein Kontakt im Kopf geblieben, den ich für extrem wichtig halte. Durch eine Teilnehmerin meiner Arbeitsgruppe wurde ich auf das Lotsennetzwerk Thüringen aufmerksam. Ich habe bereits beschrieben, dass ich seit einiger Zeit Menschen betreue, die sich aus der Abhängigkeit befreien wollen, die mit alkoholkranken Menschen zusammenleben und sich verändern wollen und/oder die Unterstützung auf dem Weg in ein „anderes Leben" suchen. Ich war fasziniert von den Schilderungen und nach der Tagung habe ich Kontakt zum Lotsennetzwerk aufgenommen und schnell wurde klar: Die Geschichte, die Ziele und die Arbeit des Netzwerkes gehören ins Buch. Ich war und bin mir nicht sicher, an welcher Stelle des Buches die Darstellung dieser Suchtselbsthilfe erwähnt werden sollte. Gehört der Beitrag unter den Begriff „Vermeidung von Rückfällen", ist es eine „Unterstützung für Angehörige" oder geht die Beschreibung in Richtung „Reale Selbsthilfegruppe oder Facebook"? Ich habe mich entschieden, die Arbeit der

Lotsen*innen genau hier zu platzieren, da sie einerseits Rückfälle vermeiden und andererseits Angehörige unterstützen kann.

Ich denke, dass die Arbeit der Lotsennetzwerke, die in den östlichen Bundesländern bekannter ist als in den westlichen, eine besondere Würdigung verdient. Aus diesem Grund besuchte ich die Koordinierungsstelle bundesweiter Lotsennetzwerke des Fachverbandes Drogen- und Suchthilfe e. V. (fdr+) in Erfurt und führte ausführliche Gespräche mit Marina Knobloch (Koordinatorin bundesweiter Lotsennetzwerke) und Frank Hübner (Projektleiter Lotsennetzwerk Thüringen). Nach den Gesprächen bin ich mir sicher: Das Netzwerk muss in der gesamten Republik bekannt gemacht werden.

Marina Knobloch beschreibt das Netzwerk wie folgt:

„Lotsennetzwerke – so einfach wie genial.

Als Suchtreferentin für Selbsthilfe habe ich mir oft Gedanken darüber gemacht, wie man Menschen mit einer Abhängigkeitsproblematik besser erreichen und in das Suchthilfesystem bzw. in die Suchtselbsthilfe eingliedern kann. Der Einstieg in den Ausstieg scheint dabei der schwierigste Schritt zu sein, denn laut wissenschaftlichen Untersuchungen kommen nur fünf bis zehn Prozent der von einer Abhängigkeitserkrankung betroffenen Menschen im Hilfesystem an. Das heißt im Umkehrschluss, dass 90 bis 95 Prozent keinerlei Hilfe in Anspruch nehmen. Woran liegt das? Sind die Hilfsangebote schwer zugänglich? Möglicherweise ist die Angst, auf dem Weg zur Beratungsstelle oder Selbsthilfegruppe von Angehörigen und Bekannten gesehen zu werden zu groß, Scham und Schuldgefühle könnten die Gedanken beherrschen.

Ich ahnte, dass die Lösung des Problems in den zu hohen Hemmschwellen beim Zugang in das Hilfesystem – einschließlich Suchtselbsthilfe – liegen könnte. Aber wie kann man hier Abhilfe schaffen?

Im Austausch mit Kolleginnen und Kollegen in Brandenburg erfuhr ich im Sommer 2007 von dem dort im Aufbau befindlichen Lotsennetzwerk. Die

Idee fand ich so einfach wie genial. Ein suchterfahrener Mensch begleitet für eine bestimmte Zeit einen anderen suchtkranken Menschen mit dem Ziel, diesen in das Hilfesystem (Selbsthilfe und Suchthilfe) zu integrieren. Gleichzeitig ist das Lotsennetzwerk auch ein Angebot für Angehörige von Menschen mit Suchtproblemen.

Ich war begeistert und fragte den Kollegen aus Brandenburg, ob ich die Idee des Lotsennetzwerks Brandenburg nach Thüringen mitnehmen darf. Ich durfte.

Hoch motiviert und überzeugt davon, dass auch andere Kollegen*innen, Mitarbeiter*innen von Suchtberatungsstellen, Fachkliniken, Krankenhäusern sowie Mitglieder von Selbsthilfegruppen oder Selbsthilfeverbänden die Genialität des Projekts erkennen und begeistert sein werden, begann ich in Thüringen mit dem Aufbau eines Lotsennetzwerks. Einfach und genial? Meine anfängliche Euphorie brachte mich ziemlich schnell auf den Boden der Tatsachen zurück, denn ich merkte, dass der Aufbau eines Netzwerks von suchterfahrenen Menschen und in der Suchthilfe tätigen Profis Ausdauer und viel Überzeugungsarbeit erfordert. Nicht alle Suchtberater*innen und Ärzte*innen fanden die Idee so genial wie ich. Manche meinten sogar, dass die Suchtselbsthilfe die Arbeit der Suchthilfe untergraben und den Suchtberater*innen die Arbeit wegnehmen würde. Weit gefehlt! Im Lotsennetzwerk geht es darum, den Zugang zum Hilfesystem zu erleichtern, Brücken zwischen den Angeboten zu bauen und dadurch Menschen zu erreichen, die bisher nirgendwo Hilfe in Anspruch genommen haben, also auch keine Suchtberatung. Im Gegenteil: Das Lotsennetzwerk verschafft den Suchtberatungsstellen und anderen Facheinrichtungen zusätzliche Klientel und nimmt ihnen keine weg.

Wäre ich selbst nicht so sehr von dem Projekt überzeugt gewesen, hätte ich wahrscheinlich aufgegeben. Das kam aber nicht infrage, also machte ich einfach weiter: Beantragung des Projekts bei der Aktion Mensch, Selbsthilfegruppen aufsuchen, um Lotsen*innen zu akquirieren,

Suchthilfeeinrichtungen von einer Zusammenarbeit im Netzwerk überzeugen („Klinken putzen"), Projektleiter*in suchen und Erstschulung für Lotsen*innen organisieren. Ich hatte Glück, dass mich die Kollegen*innen aus Brandenburg bei den ersten beiden Schulungen der Lotsen*innen im Frühjahr 2008 und im Sommer 2009 als Referenten*innen unterstützten. Auch konzeptionell und bei offenen Fragen waren sie bereit, mir Informationen zukommen zu lassen. Das hat mir als ‚Alleinkämpferin' in Thüringen in der Anfangszeit sehr geholfen.

Mit der Bewilligung des Antrages bei der Aktion Mensch stand fest, dass sich die Rahmenbedingungen des Lotsenprojekts verbessern werden und ich einen Großteil der Aufgaben an die zukünftige Projektleitung abgeben kann.

Im April 2009 begann Frank Hübner, selbst suchterfahren und langjähriges Mitglied der Thüringer Suchtselbsthilfe, seine Tätigkeit als Projektleiter des Lotsennetzwerks Thüringen beim Fachverband Drogen- und Suchthilfe e. V. (damals noch Drogen und Rauschmittel e. V.). Ich kannte Frank Hübner aus meiner Arbeit in der Suchtselbsthilfe und war mir sicher, dass er der Richtige für diese Aufgabe war.

Heute weiß ich, dass er der Richtige ist. Wir haben ein Lotsenprojekt, in dem 100 Lotsen*innen aktiv sind und mit Krankenhäusern, Fachkliniken, Suchtberatungsstellen, Tagesstätten, Arbeitsagenturen, Bildungsträgern usw. im Netzwerk zusammenarbeiten.

Suchtkranke Menschen sind oft in einem Teufelskreis gefangen, haben dabei ihre Orientierung verloren und wissen nicht, wie sie einen Ausweg ansteuern und finden können. In dieser Situation kann es hilfreich sein, einen Lotsen oder eine Lotsin an der Seite zu haben, der oder die den Teufelskreis kennt und aus eigener Erfahrung weiß, welche Route nach draußen führen kann. Lotsen*innen werden an der Schnittstelle zwischen akutmedizinischer Behandlung und weiterführenden Maßnahmen wie sozialer, medizinischer oder beruflicher Rehabilitation und Selbsthilfe aktiv und begleiten sowohl suchtgefährdete und suchtkranke Menschen, aber auch Angehörige auf ihrem

Weg aus der Sucht. Gerade auch Angehörige wie Partner*innen, Kinder oder Geschwister leiden nicht selten unter der Erkrankung des Betroffenen. Das Hilfesystem ist aber in der Regel auf die von Sucht Betroffenen fokussiert. Deshalb begleiten Angehörige Lotsen*innen Angehörige von akut Suchterkrankten. Sie hören zu, berichten von ihren eigenen Erfahrungen, zeigen ihnen auf, dass sie mit ihren Problemen nicht alleine sind und dass es auch für sie Hilfen gibt.

Lotsen*innen sind Unterstützer*innen, keine Retter! Sie sind freiwillig und ehrenamtlich im Lotsennetzwerk tätig, arbeiten mit den beruflichen Fachkräften der Kliniken und Suchtberatungsstellen zusammen und beraten die Hilfesuchenden vor allem in der kritischen Anfangsphase unmittelbar nach einer Entgiftungsbehandlung. Gerade in dieser Phase kommen Rückfälle besonders oft vor und verbauen den Weg aus der Sucht durch zum Beispiel weitere Behandlungen und Hilfemaßnahmen der Suchthilfe und der Suchtselbsthilfe. Lotsen*innen können helfen, den ‚Drehtüreffekt' zu unterbrechen bzw. zu verhindern. Wenn der Hilfesuchende bzw. die Hilfesuchende bemerkt, dass da jemand ist, der oder die ähnlichen Erfahrungen gemacht und es geschafft hat, sich aus dem Teufelskreis zu befreien, kann es ihn bzw. sie motivieren, diesen Weg ebenfalls zu probieren. Lotsen*innen übernehmen hierbei eine Vorbildfunktion. Sie selbst wissen genau, was gerade in dem/der Hilfesuchenden vorgeht, denn sie sind selbst abhängig und haben den Weg zurück ans trockene Ufer mit oder ohne Hilfe geschafft.

‚Das Beste, was mir in meiner Situation passieren konnte, war, einen Lotsen zu treffen.'

Diese Worte stammen von dem ersten vom Lotsennetzwerk begleiteten Hilfesuchenden in Thüringen. Während seines Aufenthaltes zur Entgiftung bekam er den ersten Flyer vom Thüringer Lotsennetzwerk in die Hand und sah darin seine Chance. Sein Lotse zeigte ihm verschiedene Wege der Hilfe auf. Schließlich ging er mit in die Selbsthilfegruppe seines Lotsen. Dort blieb er. Später wurde er selbst Lotse.

Eine begleitende Unterstützung durch Lotsen*innen kann aber auch an anderen Schnittstellen stabilisierend sein und den Weg in angrenzende Hilfen weisen. Das sind beispielsweise Hausarztpraxen, Jobcenter, Notschlafstellen, Kirchengemeinden, Straffälligen-Bewährungshilfen, Bildungseinrichtungen, Kontaktcafés und andere niedrigschwellige Einrichtungen. Nicht selten sind die Menschen, die in diesen Einrichtungen ankommen, nicht nur suchtkrank, sondern auch arbeitslos, haben keinen Führerschein mehr und vielleicht auch ihre Wohnung verloren. Lotsen*innen können hier – im Sinne der Hilfe zur Selbsthilfe – unterstützend tätig werden.

Als Projektleitung des Lotsennetzwerks sind wir uns bewusst, dass die Lotsen*innen das Herzstück des Lotsennetzwerks sind, ohne die die Netzwerkarbeit nicht funktionieren würde. Ohne Lotsen*innen gibt es keine Begleitung von Hilfesuchenden. Deshalb ist es uns wichtig, diese freiwilligen und ehrenamtlichen Unterstützer*innen zu motivieren, zu schulen, fortzubilden und ihnen die Sicherheit zu geben, die sie für die Begleitungstätigkeit benötigen. Gut geschulte Lotsen*innen wissen, dass sie nicht verantwortlich sind für das Verhalten der Hilfesuchenden, dass sie keine Therapeuten*innen sind, dass sie ihre Grenzen kennen und selbst Hilfe suchen, wenn sie diese benötigen.

Einer unserer ersten Lotsen berichtete, dass sich in der Erstschulung für Lotsen*innen, an der er teilnahm, weil er Lotse werden wollte, für ihn einige wichtige Weichen stellten. Die Begriffe Helfen, Verantwortung und Achtsamkeit bekamen für ihn einen neuen Stellenwert. Seine Aufgabe als Lotse beschreibt er wie folgt: Die Hauptaufgabe ist klar, der Lotse bzw. die Lotsin in unserem Netzwerk begleitet den/die Hilfesuchende*n sanft zu seinem/ihren Ziel, versucht ihn/sie langsam und geduldig ins Suchthilfesystem zu bringen, erstellt mit ihm/ihr gemeinsam bei Bedarf eine Prioritätenliste und geht auch schon mal bei Behördengängen mit. So weit, so gut, so könnte man denken. Die Hauptaufgabe jedoch, und das weiß jede und jeder von uns, lautet, auf sich selbst zu achten! Der eigene Schutz steht ganz oben. Während unserer Arbeit als Lotse*in spielen Emotionen eine große Rolle. Die Menschen, die sich an uns wenden, befinden sich oft in fast aussichtslosen Situationen. Sie erzählen von ihrem Leid, ihrem Schmerz, ihrem Schicksal, das es gar nicht gut mit ihnen meint. Scheidung, Krankheit oder der Verlust des Partners/der Partnerin sind nur einige wenige der Katastrophen, an denen diese Menschen gescheitert sind, die nun verzweifelt Hilfe bei uns suchen. Verletzlich, sensibel, hilflos, mutlos, ahnungslos, arbeits- und oder wohnungslos treffen wir sie an, jede*r hat seine/ihre Geschichte, die uns berührt. Viele von uns haben das Gleiche erlebt. Manchmal dachte ich, ich sitze vor meiner Kopie.

Anfangs, gerade bei den ersten Gelotsten, bei denen ich auf keinen Fall etwas falsch machen will, da, wo der unbedingte Wille zum Helfen vielleicht noch mit Bedingungslosigkeit gepaart ist, lauert die Gefahr! Man reibt sich auf und vergisst sich unter Umständen selbst. Bei mir war es nicht anders. Heute weiß ich, dass ich das Schicksal anderer nicht mehr so an mich heranlassen darf, ich mir eher Hilfe bei anderen Lotsen*innen oder im Netzwerk beteiligter Personen hole, ich mich nicht überfordern darf, immer wieder nachschaue, wie es mir dabei geht und Hilfe auch Grenzen hat, die jede*r für sich selbst festlegen darf.

Glücklicherweise gibt es aber auch positive Fälle, an denen man sich erfreuen kann. Wo Hilfesuchende auch nach Jahren noch dankbar sind. Hilfesuchende, die dem Suchthilfesystem zugeführt werden konnten, die zum Beispiel nach einer Langzeittherapie wieder mit beiden Beinen im Leben stehen, wieder ein Familienleben führen können, die wieder Freude am Leben haben, wieder im Besitz des Führerscheins sind, wieder einen Job haben. Solche Ergebnisse bauen mich auf und geben mir die Kraft weiterzumachen.

Selbst wenn bei manchen Hilfesuchenden erst einmal kein für uns angestrebtes Ergebnis vorliegt, ist jeder Kontakt wichtig. Es gibt auch Situationen, die bei mir nur Kopfschütteln hervorrufen, und welche, über die ich schmunzeln kann. Zum Beispiel sagte jemand auf der Entgiftungsstation: ‚Ich habe gelesen, ihr Lotsen*innen unterstützt. Ich brauche mal deine Unterstützung.‘ Auf meine Frage, was ich für ihn tun kann, meinte er, er müsse mal nach Saalfeld, um dort etwas abzuholen. Fragt mich bitte nicht, was mir mein Gefühl da sagte; ob er sich wohl mit Alkohol versorgen wollte?

Dieser und andere Berichte von Lotsen*innen, aber auch Rückmeldungen von Netzwerkpartner*innen und von Hilfesuchenden zeigen, dass Lotsinnen und Lotsen einen guten Job machen, dass sie an ihren Aufgaben wachsen und in der Öffentlichkeit immer sicherer auftreten. Frank Hübner und ich stellen in den Fortbildungen fest, dass die aktiven Lotsen*innen selbstbewusster werden, gut zuhören und das Gehörte reflektieren können und sich selbst gut im Blick haben. Damit unterstützt das Lotsennetzwerk nicht nur die Hilfesuchenden und Angehörigen auf dem Weg aus der Sucht bzw. in das Hilfesystem, sondern auch die Lotsen*innen selbst, z. B. bei der Rückfallprävention.

Neben dem Herzstück der Lotsen*innen gehören zu einem gut funktionierenden Lotsennetzwerk auch Netzwerkpartner*innen. Das sind unter anderem die Sozialdienste und Ärzte*innen der Allgemeinkrankenhäuser und Kliniken, die Berater*innen in den Suchtberatungsstellen, die Mitglieder der Selbsthilfegruppen und Selbsthilfeverbände. Zum einen befinden sich in den Einrichtungen Hilfesuchende, die gegebenenfalls die Lotsenbegleitung in Anspruch nehmen könnten, und zum anderen benötigen die Lotsen*innen genau diese Einrichtung, um Hilfesuchende dorthin zu vermitteln.

Das Thüringer Lotsennetzwerk funktioniert, weil die unterstützenden Akteure*innen den Hilfe suchenden Menschen im Blick haben und nicht in Konkurrenz mit anderen stehen. Es bietet die große Chance, Suchthilfe und Selbsthilfe zusammenzubringen und die Ressourcen der jeweiligen Partner*innen nutzbar zu machen. Die Lotsen*innen kommen aus den unterschiedlichsten Selbsthilfegruppen, Selbsthilfeverbänden bzw.

Organisationen wie beispielsweise Kreuzbund, Freundeskreise für Suchtkrankenhilfe, Blaukreuz, Guttempler, Anonyme Alkoholiker usw. und arbeiten unabhängig von Konfessionen und verbandlichen Leitlinien zusammen. Bei all dem Miteinander braucht es einen Projektleiter, der als Navigator die Lotsen*innen durch die ‚Fahrrinne‘ bringt und entsprechende Unterstützer*innen zur Seite stellt, damit niemand im Fahrwasser ertrinkt.

In diesem Jahr feiert das Lotsennetzwerk Thüringen sein 10-jähriges Jubiläum. Ein Projekt, das zwar einfach und genial ist, aber nicht immer leicht in seiner Umsetzung. Es ist auf alle Fälle ein Projekt, das wirkt: für Betroffene, für Angehörige, für Lotsinnen und Lotsen, für die Suchtselbsthilfe, für das Hilfesystem, für andere Netzwerkpartner*innen, für Krankenkassen und Rentenversicherungsträger sowie für die Gesellschaft insgesamt. Es ist neben vielen anderen Hilfeeinrichtungen für suchtgefährdete und suchtkranke Menschen und deren Angehörigen ein weiteres Angebot (keine Alternative!), das vor allem die Menschen erreichen soll, die eine Unterstützung benötigen bzw. wollen. Je früher diese Menschen erreicht werden, umso größer sind die Chancen, an das ‚rettende Ufer‘ zu gelangen und dem Teufelskreis Sucht zu entkommen. Dadurch können Folgekrankheiten, Unfälle und Arbeitsausfälle, die für die Betroffenen und Angehörigen viel Leid und für die Gesellschaft hohe Kosten verursachen, vermieden werden. Zwei Drittel der Menschen, die von einem Lotsen oder einer Lotsin begleitet wurden, konnten in das Hilfesystem bzw. in Selbsthilfe vermittelt und in die Gesellschaft integriert werden. Dank der Unterstützung vieler Akteure*innen, einschließlich des Trägers Fachverband Drogen- und Suchthilfe e. V. und des Kooperationspartners Kreuzbund Bundesverband, kann das Lotsennetzwerk Thüringen bereits auf zehn Jahre erfolgreiche Arbeit zurückblicken.

Neben den Lotsennetzwerken in den Bundesländern Brandenburg und Thüringen gibt es auch weitere regionale Projekte in Darmstadt (Lotsennetzwerk Rhein-Main), in Gießen, in Karlsruhe, in Biberach und in

Leipzig. Weitere Projekte befinden sich im Aufbau. Die Koordinierungsstelle bundesweiter Lotsennetzwerke beim Fachverband Drogen- und Suchthilfe e. V. (https://lotsennetzwerk.de/lotsennetzwerke/koordinierungsstelle/) mit Sitz in Erfurt organisiert zweimal im Jahr ein Netzwerktreffen für die Projektleitungen der Lotsennetzwerke. Sie trägt dazu bei, dass sich diese einfache, aber geniale Idee bundesweit entwickeln kann."

III. Hilfe und Unterstützung für Angehörige

Keine Erwähnung im DHS Jahrbuch Sucht 2018, zumindest habe ich keinen Hinweis darauf gefunden, findet die Beziehung von Sucht zu der bereits angeführten Co-Abhängigkeit. Es handelt sich dabei um keine klassische Abhängigkeit, aber es besteht bei Fachleuten aus den medizinischen Bereichen Einigkeit darüber, dass Sucht und Co-Abhängigkeit miteinander verwoben sind. Weiterhin gab und gibt es immer wieder Veröffentlichungen in Presse, Funk und Fernsehen, die auf die Verknüpfung aufmerksam machen wollen.

Sehr schön beschreibt die Autorin Elke Jari auf ihrer Website (www.sein.de) den Zusammenhang:

„Ursprünglich wurde der Begriff ‚Co-Abhängigkeit' für Partner von süchtigen Menschen verwendet, die selbst nicht süchtig, jedoch auf zerstörerische Weise in die Beziehung zum Partner verstrickt sind bzw. deren Sucht unterstützen. Vieles deutet bei Co-Abhängigkeit auch auf Sex-, Romanzen- oder Beziehungssucht hin. Süchtigen wie Co-Abhängigen jedenfalls sind eine Reihe von Verhaltensweisen gemeinsam, die wirkliche Nähe zu sich selbst und zu anderen und somit erfüllende Beziehungen unmöglich machen."

Wie tief Menschen von der Sucht des Partners betroffen sein können, beschreibt Rebecca M. in einem Beitrag, den sie wenige Tage vor der

Trennung von ihrem Mann verfasste. Die Intensität der Worte, die tiefe Traurigkeit, der Versuch, die Vergangenheit in Worte zu fassen, aber auch die Wut geben einen Einblick in den emotionalen Zustand der Betroffenen:

Ich und Du

Es ist wieder so weit,
dass ich hier sitze und überlege,
dass ich mich lieber gar nicht rege,
als das zu besprechen,
was mir wichtig ist.
Und es ist wahr, dass Du es bist.
Vor dem ich Angst habe,
dessen Reaktionen ich kenne,
und lieber renne,
statt zu sprechen.

Du wirst dich rächen,
Du wirst schießen, sobald Du kannst,
Du wirst lachen und stechen
und drücken und morden.

Was ist nur passiert,
dass aus einem kleinen Jungen,
dieser große ist geworden.
Der mich verwirrt,
mich beschämt und mich mit Worten schlägt,
härter als Fäuste
und mitten ins Herz,
da, wo meine Wunden klaffen

Ja, Du kannst es schaffen, mich zu treffen,
und zerstören,
lass ich mich nicht!

Ich sag's Dir ins Gesicht
Du falsches Wesen,
mittlerweile kann ich alles lesen,
was aus Dir spricht
Verstehe Dich besser, als Du es tust
Und wenn Du nicht mehr ruhst,
werde ich weg sein
werde ich ICH sein
und kein DU wird mich finden,
wird mich auffangen und sich winden,
um mich fallen zu lassen,
mich zu treten mit Füßen,
mich zu hassen,
weil ich all das habe,
was Dir fehlt …
wonach die Sehnsucht schwelt:

Ich habe Charakter, Ich habe Mut,
und ich weiß: Du, tust mir ganz sicher nicht gut!
Ich habe Respekt, ich habe Anstand und mein Blick geht
Weit, weit hinaus
über den Tellerrand
Deiner Pizzen und deiner Stullen
Such Dir 'ne andere einzulullen.

Oder besser nicht.

Es täte mir leid,
denn ich nehme Anteil,
find dich nicht geil,
find dich erbärmlich.
Und es macht mich traurig zu sehen,
Du wirst es wohl niemals verstehen.

Die anderen sind schuld, gestern und heute
und morgen, übermorgen sind es wieder andere Leute
Ach ja
Da fällt mir ein:
Die anderen trinken auch viel mehr Wein
und viel mehr Wodka und Bier
und überhaupt,
ach, worüber reden wir?!

Du predigst von Ehrlichkeit und schlechtem Gewissen,
dabei bist es doch du, der so gerissen
und unehrlich ist,
der, ohne Miene zu verziehen,
sich neue Wahrheiten geliehen –
hat.

Der, der sicherlich Gründe findet, für allerlei,
für Alkoholkonsum
fürs spät kommen
fürs zu früh kommen,
für plötzlich frei,
für Flaschen mit Pisse,
für Verletzungen jeglicher Art,

ohne Gewissensbisse.

Du kleiner Wurm, ich bedauere dich tief,
bin verwundert, wie dein bisheriges Leben verlief.
Ich bin weg, für jetzt und immer,
wage es nicht, mich zu fragen, ob ich bleibe,
wenn du wieder am Bahngleis stehst.

Es muss schrecklich sein, so schrecklich zu sein!
Und durch Dich hab ich gesehen,
dass ich es nicht bin,
und nun gehe ich dorthin,
wo ich geschätzt werde.

1. Co-Abhängigkeit – Mitbetroffenheit

In der Einleitung erwähnte ich, dass wir in Deutschland mit rund acht bis zehn Millionen Menschen zu rechnen haben, die sich im Umfeld von alkoholkranken Menschen aufhalten „müssen". Wir bezeichnen diese Menschen bis heute als Co-Abhängige, oft geraten sie dabei in den Verdacht, ebenfalls abhängig zu sein und Suchtmittel zu konsumieren. Der Begriff wird allgemein undifferenziert verwendet, angesprochen werden Menschen, die ihr gesamtes Auftreten, ihr Selbstwertgefühl und ihr Selbstvertrauen von den Reaktionen ihres Umfeldes abhängig machen. Dabei ist es völlig unerheblich, ob die Betroffenen in einem „Suchthaushalt" leben oder ob ein Angehöriger dem Kreis der Süchtigen zugerechnet werden muss. Ich habe lange mit mir gehadert, denn ich wurde immer wieder wegen der Begrifflichkeit Co-Abhängigkeit kritisiert, ob ich diese Bezeichnung in Betroffenheit, Mitbetroffenheit oder andere Begriffe ändere. Insbesondere die DHS (Deutsche Hauptstelle für Suchtfragen) bemüht sich seit Jahren um eine korrekte oder anders ausgedrückt: bessere Bezeichnung. Aus diesem Grund füge ich hier Überlegungen zum Begriff der Co-Abhängigkeit ein und hoffe, damit eine weitere Verbreitung der neuen Begrifflichkeit zu erreichen.

„Das Konzept der ‚Co-Abhängigkeit' wurde in den 50er Jahren, ausgehend von der amerikanischen Selbsthilfebewegung der Angehörigen Anonymer Alkoholiker ‚Al-Anon', geprägt. In Deutschland wurde der Begriff erstmals Mitte der 80er Jahre aufgegriffen. In der Suchtselbsthilfe und in der beruflichen Suchthilfe wurde das Konzept der ‚Co-Abhängigkeit' populär, weil es – vordergründig einleuchtend – die oft krankheitsfördernden Dynamiken innerhalb des von der Suchterkrankung eines Familienmitgliedes belasteten Familiensystems zu erklären versucht. Dementsprechend wurde und wird bis heute vielfach von einer ‚Suchtfamilie' bzw. von der ‚suchtkranken Familie' gesprochen, wenn ein Familienmitglied unter einer

Abhängigkeitserkrankung leidet. Der Begriff der ‚Co-Abhängigkeit' wird in der Literatur nicht einheitlich verwendet. Die in der Suchtselbsthilfe gängigste Definition bezeichnet als ‚co-abhängiges' Verhalten Haltungen und Verhaltensweisen von Angehörigen (in der Regel Frauen!), die das Suchtverhalten ihres Partners oder auch des heranwachsenden bzw. erwachsenen Kindes begünstigen. Die sogenannte ‚Co-Abhängige' leidet demnach an einem Mangel an Selbstwertgefühl, das sie durch übermäßige Fürsorge und Kontrolle auszugleichen versucht. Damit trage sie möglicherweise sogar eine Mitverantwortung für die Abhängigkeitserkrankung des Betroffenen bzw. behindere die Gesundungsprozesse des Suchtkranken. Die bestmögliche ‚gesunde' Reaktion auf die Abhängigkeit des Partners wäre es demnach, sich frühzeitig zu distanzieren, zumal abstinenzorientierte Unterstützungsversuche des Suchtkranken seitens des/der Angehörigen nach dem Konzept der ‚Co-Abhängigkeit' als hoffnungslos gelten (vgl. Klein, Bischof 2013, S. 65–66). Gegenseitige Schuldvorwürfe mögen u. a. die Folge eines solchen Verständnisses familiärer Dynamiken in suchtbelasteten Familien sein. Selbstverständlich sind Angehörige suchtkranker Menschen in der Regel außergewöhnlich beansprucht und reagieren oft mit entsprechenden Belastungserkrankungen. Stresserkrankungen machen dabei fraglos auch anfällig für destruktive Beziehungsmuster innerhalb eines familiären Systems (vgl. Klein, Bischof 2013, 66). So deutet die Tatsache, dass sich überproportional viele Töchter suchtmittelabhängiger Väter einen ebenfalls abhängigen Partner suchen, auf familiäre Verstrickungen hin (Rennert 2005, 50).

Gleichwohl ist das Konzept der ‚Co-Abhängigkeit' weder notwendig für ein Verständnis familiärer Dynamiken noch bietet es angemessene Möglichkeiten der Unterstützung hilfesuchender Angehöriger. Nach dem Konzept der ‚Co-Abhängigkeit' werden Angehörige gleichermaßen zu potenziell Kranken erklärt, deren Heilungsweg ausschließlich in Form von

Abgrenzung zum Suchtkranken möglich ist, unabhängig vom Wunsch des belasteten Paares bzw. des Angehörigen. Angehörige sowie die suchtmittelabhängigen Partner/innen sind jedoch in ihren Bewältigungsbemühungen und (Belastungs-)Reaktionen differenziert zu betrachten. Sie haben ein Recht auf individuelle Betrachtung ihrer Bedarfe und Bedürfnisse sowie auf individuell abgestimmte Hilfsangebote – sowohl innerhalb der beruflichen Hilfeeinrichtungen sowie auch innerhalb der Suchtselbsthilfe. Die Zuschreibung der ‚Co-Abhängigkeit‘ verunsichert und schwächt die Angehörigen zusätzlich. Sie würdigt weder die ernst gemeinten und konstruktiven Bemühungen, das suchtkranke Familienmitglied zu unterstützen, noch nimmt sie die vielen (unter erschwerten Lebensbedingungen mobilisierten) Stärken und Bewältigungsstrategien Angehöriger ernst. Zudem wird es für Angehörige schwieriger, angemessen für sich selbst zu sorgen und bei Bedarf einen eigenen Zugang zu einem für sie angemessenen Hilfesystem zu finden, wenn sie mit einer stigmatisierenden Zuschreibung rechnen müssen. Das Konzept der ‚Co-Abhängigkeit‘ vor diesem Hintergrund ist sehr umstritten. Inzwischen gilt es als belegt, dass unterstützende Angehörige ein wichtiger Wirkfaktor für die erfolgreiche Gesundung eines Suchtkranken sein können. Insofern unterwandert das Konzept der ‚Co-Abhängigkeit‘ auch den etwaigen Wunsch eines Paares, gemeinsam die suchtbedingten Belastungen durchzustehen und nach entsprechenden Hilfen zu suchen. Hilfestellungen – gleich ob in der Suchtselbsthilfe oder in der beruflichen Suchthilfe – brauchen eine offene Haltung und Mut, individuelle Bewältigungsstrategien der suchtmittelabhängigen Menschen und der Angehörigen zu unterstützen beziehungsweise auszuhalten. (Deutsche Hauptstelle für Suchtfragen e. V. ‚Angehörige in der Suchtselbsthilfe‘, DHS-Memorandum, Hamm 2013)"

Dass Angehörige immer mitbetroffen sind, steht außer Frage. Partner, Kinder, Freunde, Verwandte und Kollegen, sie alle leben im Umfeld und sind tagtäglich vom Verhalten des Suchtkranken, von seinen Launen, seiner Unberechenbarkeit, von den Problemen, aber auch von seinem Leiden mitbetroffen. Welche Sucht dabei im Mittelpunkt steht (Alkohol, Drogen, Glücksspiel usw.), spielt dabei keine Rolle. Das Zusammenspiel zwischen der Auswirkung der Sucht und dem Verhalten des Mitbetroffenen begünstigt die Entwicklung beider Seiten. Je tiefer der Suchtkranke in seine Abhängigkeit rutscht, desto intensiver verstrickt sich der Mitbetroffene in eine tiefe Abhängigkeit zum Suchtkranken.

Wie der Kranke selbst, werden Partner und Umfeld in den Strudel der Sucht gezogen und auch die professionellen Betreuer und Berater können „betroffen" sein. Ich habe mich jetzt ausführlich mit der Begrifflichkeit befasst, deshalb verwende ich im Weiteren alle Bezeichnungen, eben auch den der „Co-Abhängigkeit" allein schon aus der Erfahrung heraus, dass dieser Begriff umgangssprachlich häufig genutzt wird.

1.1. Die Helfer und Nutznießer

Suchtkranke Menschen sind fast immer von „Helfenden" umgeben, die sie aus der Sucht befreien wollen. Dieser Gedanke bestimmt ihr Handeln und Denken. In meinem Fall behaupte ich sogar: Auch der Angestellte in einer Firma kann sich zu einem Mitbetroffenen entwickeln. Während meiner beruflichen Laufbahn arbeitete ich für die unterschiedlichsten Firmen und in unterschiedlichen Positionen. In fast allen Firmen hatte ich Vorgesetzte oder Inhaber mit einem Suchtproblem. Im Laufe meines 50-jährigen Schaffens waren das viele Chefs, ich selbst habe in keinem Fall eingegriffen. Zum einen lag das sicherlich an der Gefahr einer möglichen Entlassung, zum anderen, und hier handelt es sich um den größeren und egoistischen Teil, an den mannigfaltigen Vorteilen, die sich mir boten. Berufliche Freiheiten, großzügige Spesenregelungen, teure Hotels und zahlreiche andere Vorzüge durfte ich genießen und wollte diese auch nicht riskieren. Anders als bei vielen Betroffenen hat sich dieses Verhalten aber nicht in eine völlige Verausgabung oder einen Burn-out gesteigert, ich (für meinen Teil) habe kein Krankheitsbild entwickelt, sondern aus purem Egoismus gehandelt. Bewusst geworden ist mir mein Verhalten allerdings erst viel später, und dies im Zusammenhang der Arbeit mit Betroffenen.

Im Wesentlichen kann gesagt werden: Co-Abhängigkeit entwickelt sich langsam und fast unbemerkt zu einer psychosomatischen Erkrankung.

Co-Abhängige opfern sich auf, stellen ihre eigenen Bedürfnisse zurück und andere Menschen ins Zentrum ihres Lebens, machen sich selbst klein. Dabei entwickelt sich diese „Krankheit" aus dem Bedürfnis einer Hilfsbereitschaft heraus. Es ist völlig normal, dass Menschen anderen helfen, Kranke unterstützen und Verantwortung übernehmen wollen. Diese Bereitschaft entwickelt sich zwischen Menschen, die sich gegenseitig helfen wollen, ohne eine Gegenleistung zu verlangen oder zu erwarten.

Insbesondere bei Kleinkindern kann man ein spontanes Verhalten in dieser Richtung erkennen. Ein Zusammenhang zu besonderen Berufsgruppen (z. B. Pflegeberufen) kann hier nicht erkannt werden.

Speziell im Bereich von Suchterkrankungen ist aber gerade dieses Verhalten falsch und kontraproduktiv.

Der Co-Abhängige rutscht schnell in den Sog der Abhängigkeit, und je abhängiger der Suchtkranke wird, desto weiter entwickelt sich auch die Mitbetroffenheit. Letztlich sind beide in der Betroffenheit des anderen gefangen. Sehr schön beschrieben hat diesen Vorgang eine sehr gute Bekannte und Mitstreiterin einer (ehemaligen) gemeinsamen Facebook-Gruppe, Monika Fritzke (ausgebildet zur ehrenamtlichen Suchtkrankenhelferin, seit einigen Jahren Leiterin von Angehörigengruppen):

„Was haben Suchtkranke und ihre direkten Angehörigen gemeinsam?

Der Leidensdruck muss erst groß genug sein, um etwas zu verändern. Ist er es noch nicht, finden sich immer ‚Argumente‘, ‚Gründe‘ usw., um das bestehende Leben fortzuführen.

Die betreffende/betroffene Person muss erst zu einer Veränderung bereit sein und es selbst wollen. Der Suchtkranke ebenso wie der Angehörige.

Argumente, Tipps, Hilfsangebote von außen werden nicht gesehen oder nicht angenommen oder nicht akzeptiert oder als ‚in dem Fall‘ nicht zutreffend verneint, bis der individuelle Leidensdruck hoch genug ist.

Beide sprechen von ‚fallen lassen‘, obwohl es um ‚loslassen‘ geht. Ob der Losgelassene fällt, entscheidet er. Oder ob er gehen will und in welche Richtung.

Diesen Gedanken wollen/können beide nicht akzeptieren, bis der individuelle Leidensdruck hoch genug ist.“

Ich habe bereits darauf hingewiesen, dass ich weder über eine medizinische, therapeutische oder ähnlich gelagerte Ausbildung verfüge noch ein Studium oder Vorbildung besitze. Alle Ausführungen entstammen eigener

Erfahrungen im praktischen Umgang mit Betroffenen, Co-Abhängigen und anderen Menschen aus dem Umfeld des Suchtspektrums. Ich erwähne dies an dieser Stelle noch einmal, denn über den Umgang mit Mitbetroffenen/Co-Abhängigen gibt es viele unterschiedliche Ansichten und Meinungen. Ich sehe daher meine Ansätze auch nicht als dogmatische Aufforderung, danach zu handeln, sondern eher als Ansatz zur Hilfeleistung für Betroffene.

Co-Abhängige geben sich innerhalb ihrer Beziehung zu einem Suchtkranken selbst auf. Sie übernehmen alle Aufgaben, „fühlen", was der Kranke fühlt, und können sich ohne den Suchtkranken nicht definieren. Nach außen hin wird die heile Welt aufrechterhalten. Die Realität verschwimmt in einem Zerrbild, eine kritische Selbstreflexion wird unmöglich.

Innerhalb der Familie macht sich der Co-Abhängige unentbehrlich, hält sich für den Mittelpunkt aller Ereignisse und versucht, die Gesamtkontrolle zu übernehmen. Die Verzerrung der Realität geht so weit, dass der Mitbetroffene unehrlich wird, Lügen produziert und stark zur Rechthaberei tendiert. Es ist ihm aber selbst und auch gegenüber anderen nicht bewusst.

Jedem ist klar, der Alkoholiker kann sich nur selbst aus dem Teufelskreis seiner Sucht befreien. Der Zugang zu einem Co-Abhängigen kann leichter sein.

Ähnlich wie die eigentliche Suchterkrankung, entwickelt sich die Co-Abhängigkeit in mehreren Phasen.

1.1.1. Beschützen und Erklären

Ich nehme den Süchtigen in Schutz, entschuldige sein Verhalten, suche Ausreden, erfinde Erklärungen und schotte den Betroffenen nach außen ab. Die Familie wird zum zentralen Mittelpunkt, Nachbarn, Freunde und Verwandte werden gemieden und Entschuldigungen gehören zum Alltag.

Ehepartner entschuldigen den Betrunkenen auf der Arbeitsstelle und Kinder übernehmen die Verantwortung für das Verhalten ihrer Eltern. Gründe für das Trinken werden gesucht und gefunden. Sie übernehmen in vielen Fällen die Versorgung von kleineren Geschwistern, putzen, waschen und kochen. Ziel ist der Zusammenhalt der Familie und das Aufrechterhalten einer intakten Fassade.

Aus der eigenen Vergangenheit kann ich berichten, dass meine Mutter meinen Vater aus der Kneipe holte, damit er am nächsten Morgen pünktlich zu Arbeit erscheinen konnte. Im beruflichen Umfeld entschuldigte ich das Verhalten von Chefs mit Überbelastung, hoher Verantwortung und der permanenten Erreichbarkeit.

Dazu gehört auch die Tatsache, dass der Co-Abhängige glaubt, für alles verantwortlich zu sein und für alles immer eine Lösung finden zu müssen. Bei unangenehmen Dingen sucht er direkt die Schuld bei sich selbst und glaubt, dass jede Empfindung sich selbst gegenüber negativ gemeint ist.

1.1.2. Kontrollfunktion

Der Suchtkranke bestimmt mehr und mehr das Leben. Sein Verhalten, die Zunahme seiner Sucht und der Konsum der Suchtmittel bestimmen den Tagesablauf. Je höher die Abhängigkeit, desto höher die Ausprägung der Co-Abhängigkeit. Der Mitbetroffene versucht, den Alltag zu kontrollieren; Flaschen werden gesucht, Alkohol wird weggeschüttet, Tabletten oder andere Suchtmittel werden versteckt oder entsorgt. Die eigene Enttäuschung wird auf den Suchtkranken übertragen. Gegenseitige Vorwürfe, Misstrauen und Streit prägen den Alltag. Der Süchtige übernimmt sehr schnell die Möglichkeit der Schuldzuweisungen und reagiert mit Vorwürfen. „Ich trinke ja nur, weil du …", ist hier einer der meistgehörten Sätze. Der Co-Abhängige nimmt diesen Vorwurf ernst, er macht sich für das Versagen des Partners, Kollegen oder Elternteils verantwortlich. Er sucht die Schuld bei sich, das Selbstvertrauen sinkt weiter, depressive Ansätze werden sichtbar und das gesamte Leben wird infrage gestellt.

Der/die Mitbetroffene versucht, die Kontrollfunktion zu perfektionieren. „Ich schaffe es, ihn vom Trinken abzubringen, ich kann ihn retten und wir schaffen das gemeinsam", sind die Irrtümer, die das Leben jetzt bestimmen. Die Hoffnungslosigkeit dieses Ansinnens und Bemühens wird nicht mehr erkannt und das eigene Schicksal ist mit dem Süchtigen verkettet.

1.1.3. Vorwürfe und Anklage

Der Mitbetroffene ist am Ende. Sein Handeln ist inzwischen zwanghaft, wie beim Suchtkranken selbst. Es treten Symptome auf wie Kopfschmerzen, Herzbeschwerden, Verspannungen und, wie bereits erwähnt, Depressionen. Der Co-Abhängige fühlt sich ausgelaugt und krank. Häufig werden Formulierungen gewählt wie: „Wenn ich nicht wäre, hier würde alles zusammenbrechen. Mein Partner kommt alleine nicht zurecht." In dieser Phase ist der Betroffene eher ansprechbar für Unterstützung und eventuell für eine Behandlung.

Co-Abhängigkeit ist, wie bereits gesagt, als sozialmedizinisches Konzept als Störung oder Krankheit immer noch nicht anerkannt. Obwohl die Trunksucht mit einem Urteil des Bundessozialgerichtes 1968 als Krankheit anerkannt wurde und die Zusammenhänge zwischen der Suchterkrankung und der Co-Abhängigkeit alle Symptome einer „echten" Krankheit aufweisen, gibt es noch keine gesetzliche Anerkennung. In einem Projekt des Bundesverbandes der Betriebskrankenkassen und der Freundeskreise für Suchtkrankenhilfe heißt es:

„Co-Abhängigkeit ist ein Krankheitsbild, das sich als Beziehungsstörung ausdrückt. Co-Abhängige sind geprägt durch frühkindliche Entwicklungen – einschließlich entsprechender life events – sowie genetisch bedingter Faktoren. Co-Abhängigkeit existiert unabhängig von der stoffgebundenen Abhängigkeit eines anderen Menschen. Sehr häufig wird diese eigenständige Störung erst im Zusammenleben mit einem suchtkranken Menschen deutlich sichtbar, denn das Miterleben einer akuten Suchterkrankung und das Mitleiden kann für Angehörige von Suchtkranken außerordentlich belastend sein."

Es muss allerdings klar gesagt werden, dass die Situation sich deutlich geändert hat, und fast alle Institutionen beschäftigen sich inzwischen mit der Thematik.

In Gesprächen mit Krankenkassen hat sich ergeben, dass viele Depressionen aus diesem Verhaltensmuster entstammen, aber aus Scham anders deklariert werden. Überbelastungen im Beruf, bei der Familie oder im täglichen Leben werden als Alibi für eine tatsächlich vorliegende Depression, verursacht durch das Suchtverhalten des Partners, vorgeschoben.

In der Vorbereitung zu meinen Büchern hatte ich ein Gespräch mit einem Verantwortlichen der AOK Rheinland/Hamburg.

Ich habe im Gespräch verstanden, dass in dieser AOK-Gruppe keine Prävention zur Vermeidung von Rückfällen nach Entgiftung und Entzug vorgenommen wird und auch das Thema Unterstützung von Co-Abhängigen, also Menschen aus dem direkten Umfeld von Kranken, von der Regionaldirektion nicht behandelt wird.

Begründung: Der Aufwand zu einer erneuten Entgiftung, wenn die Zeitspanne bis zur Langzeittherapie zu lang wird, ist unerheblich und schlägt sich in den Kosten kaum nieder und ein Rückfall nach einer Langzeittherapie interessiert die AOK nicht, denn das bezahlt die Rentenkasse!

Eine derartige Aussage macht mich betroffen, allerdings hat auch hier inzwischen ein Umdenken stattgefunden.

Betroffenheit oder Co-Abhängigkeit hat viele Gesichter. Zahlreiche Facetten spiegeln die unglaubliche Härte der Erkrankung wider, und spricht man mit Betroffenen, zeigen die Schilderungen in vielen Fällen das Unverständnis des Umfeldes auf. Einige Beispiele finden sich in den Beschreibungen der Betroffenen im weiteren Verlauf.

Ein besonderes Merkmal bei Angehörigen von Alkoholikern besteht im Versuch, die Familie nach außen zu schützen, zu verdecken und das vorhandene „Geheimnis" auch wirklich geheim zu halten. Betroffene leugnen, dass innerhalb der Familie „so etwas existiert" und verdrängen vielfach auch diese Tatsache. Co-Abhängigkeit ist aber auch eine

Beziehungsstörung, wie wir im Weiteren feststellen können.

Keine Seltenheit ist der sogenannte Rollentausch. Kinder übernehmen die Aufgaben der Eltern, sie übernehmen unter anderem auch die Versorgung der Geschwister oder sogar der Eltern selbst. Das gesamte System, die „Krankheitsgemeinschaft", kann damit aus den Fugen geraten. Befreien sich die Betroffenen nicht aus der Umklammerung und übernehmen langfristig die Aufgaben, können daraus krankhafte Störungen entstehen.

Co-Abhängige opfern sich auf, bis zur Selbstaufgabe, und sind teilweise nicht in der Lage, die eigenen Bedürfnisse zu ermitteln, sie übernehmen auch die Verantwortung für den Suchtkranken. Ich habe Betroffene erlebt, die ihren Angehörigen Alkohol beschafft haben („Dann habe ich es wenigstens unter Kontrolle."), die den Konsum des Alkoholikers permanent überwachen wollten und, im Falle von starkem Konsum, die Schuld bei sich selbst suchten.

Es ist aber unerlässlich, sich mit einigen Varianten der Co-Abhängigkeit zu beschäftigen, will man nur ansatzweise die Problematik erkennen.

Ausgelöst durch die Veröffentlichung des ersten Buches, die Lesungen, die Veranstaltungen in Kliniken usw. stehe ich seit längerer Zeit in Kontakt mit vielen Betroffenen. In den Gesprächen und Telefonaten geht es meist um Unterstützung, Hilfe und Betreuung.

Dabei kommt es zu den unterschiedlichsten Reaktionen. In vielen Fällen bricht der Kontakt schnell wieder ab, andere halten den Kontakt und melden sich sporadisch und bei Bedarf wieder. Aber es gibt auch sehr positive Ergebnisse und von einigen kann und darf ich berichten.

2. Erfahrungen

„Ich habe Angst oder ich empfinde Unsicherheit, ob ich mit diesen Problemen alleine bin." Auf diese Aussage treffe ich immer wieder. Wer, wenn nicht andere Betroffene, könnte hier eine Antwort darauf geben und zeigen: „Du bist nicht allein."

2.1. Das Kind

Beginnen möchte ich mit der Beschreibung einer Situation aus dem täglichen Leben eines Kindes:

„Ein kleiner Ort im Umland von München, in der Nähe der Isar, aber weit entfernt von der Innenstadt. Die Einwohnerzahl liegt bei rund zwanzigtausend, jeder kennt jeden. Eigentlich eine heile Welt.

Doch ein kleiner Junge weinte bitterlich und seine Schultern zuckten bei jedem Schluchzer und der kleine Körper zitterte. Er lag zusammengekrümmt auf dem großen Sofa und vergrub seinen Kopf in den steifen Brokatkissen. Die Luft im Wohnzimmer, das man nur am Wochenende aufschloss, roch abgestanden.

Seit gut dreißig Minuten lag er jetzt dort, weinend und den Kopf tief in die Kissen gepresst, die Tür hatte er hinter sich geschlossen. Er wollte nur weg, weg von der aggressiven Atmosphäre, den dumpfen Schlägen und dem Geschrei. Er hatte sich ein zweites Kissen an den Kopf gepresst, wollte die lauten Geräusche und das laute Weinen der Mutter nicht mehr hören. Das lallende Geschrei seines Vaters hörte er trotzdem, er hörte die Geräusche in der angrenzenden Küche, das Herabfallen von Geschirr und er hörte seine Mutter verzweifelt weinen. Sein Name wurde gerufen, die Schritte kamen näher. Abermals rief die Stimme seinen Namen, die Schritte stoppten vor der Tür, wieder die Stimme, unklar, schwammig und lallend. Immer wieder sein Name. Er atmete leise in die Kissen und er versuchte sein Schluchzen zu unterdrücken. Die Schritte entfernten sich, das Weinen der Mutter wurde wieder lauter und der Vater polterte die Treppe herunter.

Er hob den Kopf und lauschte. Es war ruhig, nur das Wimmern der Mutter zerschnitt die Stille. Der Junge schlich aus dem Wohnzimmer hinüber ins Schlafzimmer, dort lag seine Mutter auf dem Bett und weinte. Er umarmte sie und sie weinten beide um die Wette. Der Vater war in den Garten gegangen, dort saß er wie jeden Freitag auf der Bank, neben sich ein Flaschenträger mit Bier. Auf dem Tisch eine angebrochene Flasche, in der Hand das Glas. Er blinzelte in die untergehende Sonne, gähnte müde und er trank sich in die Müdigkeit und war mit sich und der Welt unzufrieden. Jeden Freitag das gleiche Prozedere, angetrunken von der Arbeit in die nächste Kneipe, dann nach Hause und Streit mit der Familie gesucht. Klar, ab und zu rutschte ihm auch die Hand aus, aber schließlich hatte die Frau ihn ja auch gereizt, sie verstand ja nicht, warum er so genervt war. Schließlich verdiente er den Lebensunterhalt mit harter und körperlich sehr anstrengender Arbeit. Seine Chefs verurteilten seine aggressive Art, dabei wollte er stets nur das Beste für seine Firma. Er war Vorarbeiter von Erntehelfern, die aus dem osteuropäischen Ausland hierhergekommen waren, ein ehrlicher Kerl und stets bemüht, für die Truppe ein Höchstmaß an Bezahlung zu erreichen. Sie sollten sich wohlfühlen, deshalb floss das Bier auch schon auf der Fahrt zur Arbeit. Der Firmenbus holte sie ab, sie hielten an einer Tankstelle und jeden Tag war eine Kiste an Bord. Körperlich harte Arbeit, ständig in gebückter Haltung über die Pflanzen gebeugt, Maschinen zur Ernte waren damals eher selten. Immer ein Höchstmaß an Kraft und Energie. Nur wenn der Regen länger als eine Stunde dauerte, zogen sie sich in eine Hütte am Rande der Felder zurück und verbrachten ihre Zeit mit Biertrinken und warten. Sonst arbeiteten sie zehn bis zwölf Stunden, nur unterbrochen durch die Mittagspause, und auch hier konsumierten sie Bier.

Das alles wollte die Familie nicht sehen. Sie sahen auch nicht, dass er immer wieder bei Nachbarn aushalf, er tapezierte, er malerte und er half den anderen im Garten. Klar, es gab kleine Bezahlungen, aber meist blieb es dort bei Einladungen zu Bier und Korn, die er gerne annahm. Er war beliebt und seine Familie schützte ihn.

Wenn Nachbarn kamen und sie die verheulten Augen der Mutter sahen, dann war es ihre Gesundheit, die ihr zu schaffen machte. Er lag betrunken auf der Gartenbank, sie machte die harte Arbeit der Woche dafür verantwortlich.

Seine Brüllerei, auf der Straße weithin hörbar, wurde verursacht durch die Ungerechtigkeit vom Bauern und seinem Gutsverwalter. Sein Konsum war ein Regulativ für seinen Stress und seine Aggressivität die Folge der Streiche des Jungen.

Über viele Jahre ging das so, nach der Grundschule folgten weiterführende Schule, Abschluss und Lehre. Die Mutter hatte sich in ihr Schicksal ergeben, die kurze Beschreibung oben bestimmte ihren Alltag. Irgendwann war alles zur Normalität geworden, sie hatte resigniert, der Alkohol gehörte zu ihrem Leben. Der Vater hatte nie einen Entzug gemacht, er starb im Alter von 65 Jahren an einem Herzinfarkt. Vorausgegangen war ein kurzer und heftiger Aufenthalt im Krankenhaus rechts der Isar, der Kreislauf hatte verrückt gespielt. Ob dieser Schnellentzug, seine Abhängigkeit war dort nicht bemerkt worden, den Infarkt beschleunigt, gefördert oder verursacht hatte, blieb unbekannt, die Diagnostik von damals gab und gibt keinen Einblick.

Die Mutter trauerte ein Jahr, fand sich aber dann schnell in ihrem neuen und unbeschwerten Leben zurecht. Sie lebte regelrecht auf, reiste viel und ließ nie ein böses Wort über ihren Ehemann verlauten.

Und der Junge? Der ging seinen eigenen Weg, gründete eine Familie, war im Beruf erfolgreich und versuchte sein Leben zu meistern. So ganz gelang es ihm nicht, denn auch er wurde alkoholkrank und zerstörte einen Irrglauben. Viele Menschen gehen davon aus, dass Kindheitserlebnisse in einem Trinkerhaushalt zu späterer Abstinenz und einer Abneigung zu Alkohol führen. In diesem Fall diente die Sucht des Vaters eher zu der Entschuldigung: Es konnte ja nicht anders sein."

Ich muss hier kurz auf die Auswirkungen von Alkohol in der Kindheit eingehen. Es herrschte lange Zeit die Meinung vor, dass Kinder nichts vom Verhalten ihrer süchtigen Eltern mitbekommen (die merken nichts, sie sind ja noch viel zu klein). Diese These ist längst widerlegt und es handelt sich um einen Irrglauben, denn selbst Kleinkinder bemerken, dass in ihrem Umfeld etwas nicht stimmt. Sie können nicht genau definieren, was es ist, können es nicht zum Ausdruck bringen, aber sie bemerken, dass Probleme vorhanden sind. Kinder entwickeln ein Rollenverhalten, vom „Helden" über das „Schwarze Schaf", „Das stille Kind" und „Träumer" bis hin zum „Clown" oder „Maskottchen-Kind". Die Merkmale der jeweiligen Rolle bilden sich erst im Laufe von Jahren, die Charakteristika der jeweiligen Rolle bleiben aber, auch wenn das Kind die Familie verlassen hat oder der Angehörige den Konsum einstellt.

2.2. Körperliche Gewalt in der Partnerschaft

Nicht immer ist der Erstkontakt eines Co-Abhängigen in der Kindheit zu suchen. So vielfältig wie das Leben ist auch das Spektrum der Betroffenen.

Eine besonders brutale Variante wurde mir von einer Betroffenen in den letzten Monaten geschildert. Nach über einem Jahr mit vielen Gesprächen hat sie ihrem Herzen Luft gemacht und sich den Kummer von der Seele geschrieben. Vorab sei angemerkt: Sie lebt heute ohne ihren Peiniger, ist glücklich, zufrieden und erfreut sich an ihren beiden Kindern. Die Traurigkeit ist der Lebensfreude gewichen und sie sagt: Erst beim Schreiben habe ich den Umfang der Belastung so richtig begriffen.

„Man kann keine Minute des Lebens ungeschehen machen, auch wenn man sich manchmal nichts sehnlicher wünschen würde. Oft ist es der Mut, der uns fehlt, man trifft Entscheidungen, obwohl man innerlich weiß, dass es die falschen sind. Es würde uns viel Leid erspart bleiben, wenn man manchmal einfach auf seine innere Stimme hören würde. Doch später ist man leider immer schlauer. Ich für meinen Teil habe so viel falsch gemacht, ich habe eine Person geheiratet, obwohl ich kurz vor der Hochzeit schon am liebsten alles abgesagt hätte. Ich habe gedacht, es ändert sich alles zum Guten, wenn wir erst zusammenleben, doch dass ich eines Besseren belehrt werde, hätte ich nie gedacht.

Die ersten Jahre unserer Ehe waren ein einziges Auf und Ab. Ich habe es einfach hingenommen, wenn er betrunken war. Ich habe mir selbst eingeredet, dass alles nicht so schlimm ist, und habe ihn vor anderen verteidigt und nach Ausreden gesucht, dass er gar nicht so oft trinkt. Ich habe selbst nicht wahrnehmen wollen, mit wem ich verheiratet bin.

Irgendwie gerät man so in den Alltag und stellt seine Emotionen ab. Man funktioniert nur noch, die Hoffnungen und die Träume werden mit jedem Tag immer blasser. Ich war früher ein Mensch, der viel gelacht hat, gleichzeitig aber hatte ich ‚sehr nah am Wasser gebaut'. Ich habe verlernt mit den Jahren, was es heißt, glücklich zu sein. Ich habe versucht, es ihm immer recht zu machen, und doch war immer alles falsch.

Wenn er gut gelaunt war, durfte ich keine schlechte Laune haben, war er jedoch schlecht gelaunt, gab es immer Streit, meistens wusste ich nicht mal, um was es geht. Mit der Zeit kamen dann die Aggressionen, die in immer geringeren Abständen kamen. Wenn ich am Boden lag, wurde ich bespuckt, beschimpft so richtig emotional niedergemacht und dazu kamen dann die Schläge. Er hatte anscheinend Spaß dran gefunden, Macht über mich zu haben, es machte ihn noch stärker zu sehen, dass er mir körperlich überlegen war, und das zeigte er auch. Es gab Momente, da habe ich ihm sogar den Tod gewünscht, nicht gerade die feine englische Art, aber irgendwann kommt man an einen Punkt, wo man einfach nicht mehr kann. Manchmal habe ich mir gewünscht, er würde einfach beim Würgen nicht mehr loslassen, dann hätte endlich der ganze Albtraum ein Ende.

Zu der Zeit hielten mich nur noch meine Kinder am Leben, ich hatte nicht um mich Angst, doch um meine Kids, sie haben etwas Besseres verdient, als in einer solchen Familie groß zu werden.

Wie alles begann (Vergangenheit): Eigentlich habe ich immer gedacht, sollte ich jemals heiraten, dann wird es der perfekte Mann – und ich rede nicht von der Optik, sondern eher davon, dass wir so was wie beste Freunde sind. Dass er die Schulter zum Anlehnen ist, wenn gerade einmal nichts gerade, sondern alles schiefläuft. Dass man reden kann, ohne dass der Gesprächsstoff jemals endet. Einfach zwei Menschen, deren Seelen eins sind. Doch es kam alles anders, ich habe jemanden geheiratet, der schnell zu meinem größten Feind wurde. Von dem ich zehn Jahre lang nicht wegkam, von dem ich mich nicht befreien konnte. Es entwickelte sich zu einem Albtraum, aus dem ich nicht mehr erwachen konnte. Nach zehn Jahren Ehe sind meine Emotionen fast gestorben, ich fühle wenig Freude, nur Traurigkeit.

Wir lernten uns auf eine eher untypische Art und Weise kennen. Alles begann mit einer harmlosen SMS, die ich an ihn schickte, und die ersten Monate bestand unser Kontakt nur per Telefon und SMS. Er wusste immer, wie und was er schreiben musste, um mich zu erobern. Unser erstes Treffen hatten wir drei Monate später, er lebte noch im Ausland. Der Beginn war richtig gut, aber die erste Enttäuschung war relativ schnell da. Genau an meinen Geburtstag sagte er mir ab, weil er angeblich zu kaputt von der Arbeit ist, in Wirklichkeit saß er in seinem Stammcafé und hatte über seinen Durst getrunken. Ich bin kein nachtragender Mensch, also habe ich ihm schnell vergeben. Denke ich daran zurück, waren schon damals viele Anzeichen vorhanden, dass er ein Alkoholproblem hat, aber ich war selbst jung und auch in Partylaune. Außerdem kommt hinzu: Man will es nicht wahrhaben. Man verschließt die Augen vor der Realität, man redet sich ein, es wird alles besser. Jedoch lernt man mit den Jahren, dass es nicht besser wird, ganz im Gegenteil, die Situation verschlechtert sich, von Tag zu Tag, von Woche zu Woche. Es ist ein schleichender Prozess. Man beginnt nur für den Tag zu leben, in der Hoffnung, dass der heutige nicht so schlimm wird wie die Tage davor. Man muss an Dinge im Voraus denken, um Streit zu vermeiden. Und dabei kann man das gar nicht, denn wenn mein Partner explodiert ist, dann war es meist aus Gründen, die eigentlich keine sind.

Wir hatten auch tolle Zeiten miteinander, wir haben zwei so schöne Kinder bekommen und vor allem sind es ganz tolle Charaktere, zwei unterschiedliche, aber liebenswerte und vor allem soziale Geschöpfe. Auch mein Mann hatte gute Tage, zwar wenige, an die ich mich zzt. erinnern kann, aber in seinen nüchternen Phasen konnte man mit ihm reden, nur man musste immer abpassen, wann man es ihm erzählt. Leider wurden alle wichtigen Dinge (ich meine die für mich wichtigen) in seiner betrunkenen Phase grundsätzlich gegen mich verwendet.

Ich erinnere mich an eine ganz besondere Situation, die sich kurz vor unserer Hochzeit abspielte. Ich war zu diesem Zeitpunkt bereits schwanger und wir waren als Paten auf einer Taufe eingeladen. Er hat sich auf der Feier gnadenlos betrunken, dann hat er sich hinters Steuer gesetzt, und um keine Szene zu riskieren, habe ich mich brav auf die Beifahrerseite gesetzt. Er ist unglaublich schnell und riskant gefahren, hat ständig überholt und war so unbegründet wütend (ich weiß bis heute den Grund nicht). Ich habe zu Gott gebetet, dass wir heil ankommen und keine unschuldigen Menschen mit in den Tod nehmen. Ich habe mein ungeborenes Baby in Gefahr gebracht, indem ich eingestiegen bin. Gott sei Dank sind wir gut angekommen. Seit diesem Tag habe ich große Angst und Respekt vor Autofahrten, ich ducke mich (als Beifahrer) während der Fahrt weg, um die Fahrbahn nicht sehen zu müssen. Ich selbst fahre nur noch selten auf der Autobahn, und wenn, dann sind es nur kurze Strecken und jedes Mal bin ich klatschnass, weil mir der Schweiß den Rücken runterläuft.

Als unser erstes Kind zur Welt kam, war ich irgendwie auf die Frauen in meinem Zimmer eifersüchtig. Sie hatten Partner an ihrer Seite, die ihnen Blumen brachten und einen Teddy (ich mag nicht mal so sehr Blumen und es ging mir auch nicht um Geschenke), ich dagegen hatte einen Partner, der Party gemacht hatte, weil er ‚Vater‘ geworden ist, und als Mitbringsel erhielt ich den Geruch von altem Nikotin und Alkohol. Als ich endlich wieder zu Hause war, fühlte ich mich überfordert mit dem Baby, es gab ja auch keine Gebrauchsanweisung dazu, der Tagesablauf war einfach schwierig. Tagsüber füttern, Windel wechseln, Besuch empfangen, die ganze Welt war der Meinung, das Baby sehen zu müssen. Hinzu kamen die schlaflosen Nächte, ein schreiendes Baby (geplagt von Koliken) und ein schreiender Ehemann, der wissen will, wieso das Baby schon wieder schreit.

JA, ich war überfordert. Überfordert von meinen Leben, von der Situation, dass meine Mutter, die einzige Person, an die ich mich hätte wenden und um Rat fragen können, kurz vorher gestorben ist. Gestorben, bevor sie ihr Enkelkind sehen konnte. Die Zeit verging und nach nur siebzehn Monaten wurde ich das zweite Mal schwanger. Obwohl es ein geplanter Kaiserschnitt war, wollte mein Ehemann nicht dabei sein. Auch diese Aufgabe durfte ich alleine meistern. Ich habe in der Zwischenzeit viel verdrängt, aber immer und immer wieder gab es Streit. Die meiste Zeit saß ich zwischen zwei Stühlen, Ehemann gegen meinen Papa. Mein Papa war ein herzensguter und gutmütiger Mensch, der niemandem etwas Schlechtes antun konnte. Von ihm habe ich die meisten Eigenschaften vererbt bekommen, leider auch seinen Starrsinn. Immer hoffte ich, dass mein Vater nicht zu Besuch kommt, wenn mein Mann da ist. Oft hockte er in der Küche, natürlich betrunken, und ich habe Ausreden gesucht und erfunden, wieso er in der Küche ist und warum er nicht rauskommt. Oft ging es um die Erziehung der Kinder und er reagierte sauer, weil Opa alles erlaubt, weil Opa auf dem Boden getobt hat und weil Opa eben Opa ist. Sauer ohne Grund, alles war ein Problem.

Wie das Leben so spielt, ist auch der Opa schwer krank geworden und der Alltag war geprägt von Haus, Kindern, Krankenhaus … und da war es besonders schwer, niemanden zu haben, bei dem man die Trauer rauslassen konnte. Nach der Entlassung haben mein Bruder und ich entschieden, dass wir während der gezählten Tage von Papa die gemeinsame Pflege übernehmen werden. Mein Alltag bestand aus: mitten in der Nacht aufstehen, die Kinder (damals 2 und 4 Jahre alt) ins Auto packen und zu meinem Bruder in die Wohnung fahren, mich um Papa kümmern, auf den Pflegedienst warten – und warten, bis der Tod kommt.

Verständnis von meinem Ehemann oder Unterstützung? Fehlanzeige! Stattdessen Vorwürfe und für ihn wieder ein neuer Grund, um permanent zu trinken.

Ich stelle mir immer wieder die Frage: Wieso brauchen Menschen immer irgendwelche Gründe, um ihr Verhalten zu rechtfertigen? Müssten wir nicht alle ein schlechtes Verhalten aufweisen, weil alle haben im Leben etwas erlebt, was nicht dem Ideal entspricht?

Mein Ehemann ist Alkoholiker, ich bin die Frau eines Alkoholikers und meine Kinder haben einen Vater, der Alkoholiker ist.

Als er mich das erste Mal würgte, hatte ich gerade mein Kind auf dem Arm. Er wollte in Ruhe trinken und ich wollte reden, also packte er mich. Es hat sich so unrealistisch angefühlt, als wenn man schlecht träumt. Beim ersten Mal hat er sich schnell entschuldigt und es hat wirklich lange gedauert, bis es erneut losging. Vor etwa drei Jahren wurden die Abstände immer kürzer, die Gründe waren immer unterschiedlich. Mal habe ich falsch geguckt (in die Richtung eines anderen Mannes). Ich musste ihm oft stundenlang zuhören; weil ich mich weigerte, ihm in die Augen zu schauen oder weiter zuzuhören, wurde ich oft durch die Wohnung gezerrt und dann meistens gewürgt. Ich habe so gut wie nie geweint, ich wusste, er ist körperlich stärker, aber meine Tränen sollte er nicht haben.

Bis heute habe ich verlernt zu weinen, obwohl ich es mir manchmal wünschen würde, dass ich den ganzen Schmerz, der sich angesammelt hat, einfach rauslassen kann. Etwas, was mich befreien würde, aber ich kann es nicht mehr. Ich würde theatralisch sagen: Ich habe keine Tränen mehr.

Das Würgen wurde immer länger und ich stellte mir die Frage, wird er rechtzeitig loslassen und, wenn nicht, was wird aus meinen Kindern? Die blauen Flecken ließen sich gut abschminken, ebenfalls die Würgemale. Heute trage ich noch die Narben an meinen Fingern (kaum sichtbar für andere, doch für mich eine Erinnerung für mein Leben), wo ich mich angeblich geschnitten habe.

Vor etwa acht Monaten wurde es immer heftiger. Die Schläge immer stärker. Aber ehrlich, ich habe die Schmerzen nicht mehr bewusst gefühlt. Mir wurde erst klar, dass sich was ändern muss, als er anfing, die Kinder anzugreifen, nein, nicht körperlich, sondern emotional. Ich habe mich vor mein Kind hingestellt, um Schlimmeres gegenüber meinen Kind zu verhindern, ich habe die Schläge kassiert und es war mir klar, dass es meine Pflicht als Mutter ist, meine Kinder zu schützen. Ich stand in der Pflicht, zu handeln und für das Leben zu kämpfen.

Ich war entschlossen zu kämpfen, dass es einen anderen Lauf nehmen wird, wusste ich zu diesem Zeitpunkt nicht. Ich begann mich für verschiedene Wohnungen zu bewerben, ich habe mit dem Frauenhaus telefoniert, die mir empfohlen haben, mich an die Frauenberatungsstelle zu wenden. Bei der Frauenberatungsstelle wurde ich sehr gut informiert und besorgte mir eine Anwältin. Und vor allem war es wichtig, dass ich mein Umfeld informierte. Ebenso den Kindergarten, aber natürlich nur die Mitarbeiter, denen ich vertrauen konnte, und meinen Arbeitgeber, der auch sofort anfing, sich nach Wohnungen umzuhören.

Doch es kam alles anders. Es war ein Samstag, er kam schon gut angetrunken nach Hause und fing an, mit mir zu streiten, obwohl ich versucht habe, so wenig wie möglich zu reden, wurde der Streit immer heftiger. Er schickte die Kids ins Bett (natürlich schreiend) und fing weiter an zu streiten (ich wusste meistens nicht mal, um was es genau geht). Über die Jahre habe ich gelernt, mich nicht auf seine Worte zu einzulassen, sondern habe mich auf einen Punkt im Raum konzentriert. Also ging es weiter, erst bekam ich eine Kopfnuss und dann ging es wieder mit dem Würgen los. Ich hatte zwei Möglichkeiten: warten und hoffen, bis er mit seinen Wutanfällen fertig ist (was sehr lange dauern kann), oder die Flucht. Ich ergriff die zweite Möglichkeit und flüchtete zu meiner Nachbarin, die sofort die Polizei benachrichtigte. Jedoch waren meine Kinder noch in der Wohnung und in meinem Kopf der Gedanke: Wie reagiert er? War es die richtige Entscheidung? In diesem Moment schossen mir Hunderte Gedanken durch den Kopf und dennoch war kein vernünftiger dabei.

Als die Polizei kam, musste ich erklären, was passiert ist (sie waren zu dritt: zwei Männer und eine Frau), nach meiner Aussage ist die Polizistin also von einer zu anderen Wohnung und hat vermittelt. Ich fühlte mich so schlecht, ich hatte die Wahrheit gesagt und die Polizistin erzählt mir: ‚Ihr Mann hat uns höflich reingebeten, na ja, angetrunken ist er, aber so betrunken, wie Sie das schildern …' Was und wie ich in diesem Moment fühlte, kann ich gar nicht in Worte fassen. Es wurde dann doch noch ein

Alkoholtest gemacht, erst in diesem Moment und mit dem Ergebnis haben die Polizisten verstanden, dass es sich nicht nur um den netten, höflichen, angetrunkenen Mann handelt. Daraufhin wurde er weggebracht und es wurde für ihn für zehn Tage eine Bannmeile ausgesprochen. Ich kehrte zurück in unsere Wohnung, zu meinen Kindern. Es wurde eine lange Nacht, Millionen Gedanken wirbelten durch meinen Kopf. Immer wieder fragte ich mich: War es richtig, die Polizei zu holen?

Wie sollte es weitergehen, wenn die zehn Tage vorüber sind? Die ersten Tage bin ich immer zum Auto gerannt, aus Angst, er könnte irgendwo hervorspringen und mich angreifen.

Zwei Tage nach seinem unfreiwilligen Auszug stand sein Arbeitgeber vor der Tür und wollte mit mir reden. Auf einmal hatte wohl jeder Interesse an unserer Ehe. Ich hörte nur: ‚Ja, der arme Mann, man muss ihm helfen …‘

Wie ich es gerne sage, alle wussten es, allen haben geschwiegen und plötzlich sind alle überrascht, dass es so gekommen ist. Es macht mich wütend.

So in die Ecke gedrängt, hat mein zukünftiger Ex-Ehemann ganz plötzlich Einsicht gezeigt und andere um Hilfe gebeten, sich sogar bereit erklärt, einen Entzug zu machen. Klar, hat er das, er hatte keine andere Wahl, in einer Nacht hat er alles verloren, die Wohnung und die Familie. Ich glaube, erst dann war ihm bewusst, was er alles hatte; er hatte eine Sklavin ganz für sich. Wenn er glücklich war, waren wir das auch. Wenn er der Meinung war, dass nicht sein zu müssen, hat er unseren Tag ruiniert. Er hat entschieden, wenn er schlecht gelaunt war, wann ich duschen gehen kann, wann ich schlafen kann, und er war der, der entschieden hat zu trinken. Kein anderer trägt die Schuld, nur er allein!

Er ging in Entgiftung und er hatte wieder genügend Menschen, die alles für ihn machen. Ich sage nicht, dass es einfach ist, einen Entzug zu machen, und mir fehlt auch die Einsicht, Alkoholismus als Krankheit zu sehen. Ich für mich musste weiter kämpfen, und zwar alleine, für meine Kinder. Meine

Kinder sind meine Kraft und meine Stärke, und ich habe beschlossen, unser Leben neu zu gestalten. Zwischen den unzähligen Behördengängen und dem Papierkram, der erledigt werden musste. Plötzlich stand das Jugendamt bei mir vor der Tür (riefen eine Stunde vorher an), in der Zeit musste ich die Kinder holen (Schule; Kindergarten) und da waren sie zu zweit. Ich hatte solch eine Angst, vorher hatte ich noch nie was mit dem Jugendamt zu tun. Ich wurde überrascht, denn sie waren an sich sehr nett, haben sich Zeit genommen für ein persönliches Gespräch, u. a. haben sie sich die Wohnung angesehen und natürlich auch die Kinder. Viele wertvolle Informationen erhielt ich durch sie. Die ersten Wochen nach der Trennung waren wirklich sehr heftig, in dieser Position funktioniert man nur noch. Aber ich wusste es immer: Es ist gut so, wie es ist. Ich wusste, wenn ich nach Hause komme, wird es keinen Streit geben, ich kann schlafen gehen, wann ich will (die letzten Jahre war ich chronisch müde und bin, sofern ich durfte, schon um 20:00 Uhr schlafen gegangen), ich darf soziale Kontakte haben, ohne mir Gedanken machen zu müssen, ob er sie leiden kann.

Ich fing an, mein Leben aufzuräumen, Stück für Stück.

Mein erster Weg führte mich in den Keller, 176 leere Weinflaschen habe ich entsorgt. Freunde wollten mir helfen, aber ich sah es als meine Therapie an, es selbst zu tun, um mir klarzumachen, was ich auf keinen Fall mehr haben will. Hunderte einzelner Bierflaschen … Ich muss sagen, ich war so megastolz, dass ich mir vom Pfand Regale für den Keller gekauft habe. Dann ging es weiter in der Wohnung, ich hatte in jedem Raum einen leeren Karton stehen und seine Sachen eingeräumt und all die Sachen, die ich mit ihm in Verbindung gebracht habe. Ich wollte, dass nichts mehr so ist, wie es einmal war, und mich nichts mehr an mein Drama erinnert.

Jeden Tag freue ich mich aufzustehen, ich empfinde das Leben wieder als was ganz Tolles, ich fange wieder an zu lachen und bin einfach nur überglücklich, dass mir meine Kinder sagen: ‚Uns geht es besser.‘ Ich habe mit meinen Kindern offen über die Situation geredet. Sie haben weiterhin

Kontakt zu ihrem Vater und das ist auch okay, denn sie haben das Recht auf beide Elternteile. Ich für mich muss sagen, dass ich meine Umwelt aufmerksamer wahrnehme und mich über jeden noch so kleinen Schritt erfreue, denn es macht Mut und schenkt Kraft, um weiterzumachen.

Sechs Monate später: Die Zeit ohne ihn war einfach nur gut! Aber leider ist es so, dass er in zwei Wochen aus der Klinik entlassen wird, die Langzeittherapie ist beendet, und soweit ich weiß, hat er sich noch nicht um eine Wohnung gekümmert. Ich denke mal, er hat geglaubt, dass ich ihn wieder hier aufnehme. Nachdem ich ihn gestern gefragt habe, ob er das Bett und den Schrank haben will, wurde er beleidigend.

Vier Wochen später: Er hat sich eine Wohnung genommen, er kann die Kinder regelmäßig sehen, ob er wieder trinkt, ich weiß es nicht. Ich will es aber auch nicht wissen. Ich bin achtsam, wenn er die Kinder hat, achte darauf, dass es ihnen gut geht. Für sein Leben aber ist er verantwortlich.

Weitere Gedanken: Du hast mich geblendet, manipuliert und Stück für Stück zerstört. Doch was du nicht wusstest: Ich bin kein Opfer, sondern ein Kämpfer.

Es war schwer, sich von dir loszureißen, doch jeden Tag kämpfe ich und weiß, es war die richtige Entscheidung.

Du hast dich immer als der perfekte Mann ausgegeben, wolltest Lob, Anerkennung um jeden Preis. Kritik konntest du gut verteilen, jedoch selbst kritisiert werden, vor allem wenn es um deine Trinkerei geht, da wurdest du wütend, richtig aggressiv und gewalttätig.

Morgens aufstehen und hoffen, dass der Tag nicht so schlimm wird wie der Tag davor.

Hoffen, dass man genug Kraft hat, noch einen Tag zu überstehen.

Ein guter Tag ist, wenn man abends in Bett liegt und schlafen darf.

Ich bin müde, müde und nur noch müde. Ich habe keine Kraft mehr und doch muss ich weitermachen für die Kinder. Ich habe keine Wünsche mehr, keine Hoffnung, ich fühle nichts mehr.

In meinem Kopf fühlt es sich so an, als wenn ich nicht ganz da bin, ich kann keinen klaren Gedanken mehr fassen. Ich weiß nicht mehr, was richtig oder falsch ist. Ich fühle mich so gefangen in meinen Leben.

Jeden Tag nur ein Ziel zu haben, den Tag zu überstehen, ohne Geschrei, Schläge usw., und doch warte ich jeden Tag aufs Neue darauf. Man nimmt alles so hin, man lernt, den Schmerz nicht mehr wahrzunehmen, die Worte dringen nicht mehr bis zu meinem Gehirn. Ich fühle nur noch Leere, würde am liebsten weglaufen und doch bewege ich mich keinen Millimeter weiter. Wohin soll ich gehen, man will auch keinem zur Last fallen. Wem kann man in so einer Situation vertrauen? Obwohl man Freunde hat, antwortet man auf ‚Wie geht es?‘ immer mit einer Lüge, weil man sich selber nicht eingestehen will, was in den eigenen vier Wänden passiert.

Das war mein Leben vor der Trennung und vor dem Willen, OHNE DICH zu leben.

Dich zu verlieren, war eine Erlösung und ich muss dir heute Danke sagen, denn ohne dich und deine Demütigungen, Schläge, Geschrei wüsste ich heute nicht, wie viel Stärke und Kraft in mir ist.

Heute weiß ich, was ich in meinen Leben nicht mehr haben möchte: einen Menschen wie dich. Ich bin dankbar, dass ich es geschafft habe, wieder frei zu atmen, du hast mich die letzten Jahre erdrückt, mir die Luft zum Atmen genommen.

Jetzt kann ich wieder sagen: Ich LEBE – und es fühlt sich wundervoll an. Es sind die kleinen Dinge, die man zum Leben braucht, und mit dir war es kein Leben. Ich war eine Gefangene in deiner Welt. Wäre ich dort geblieben, wäre ich für immer zerbrochen. Nun bin ich in meiner Welt, die deutlich bunter ist als die deine.

Ich verzeihe dir alles, doch wird es für mich keine Rückkehr in dein Leben mehr geben. Ich wünsche dir Glück, doch mein Glück beginnt jetzt ohne dich.“

Ich habe lange überlegt, ob und in welcher Form ich die Lebensgeschichten von Betroffenen in diesem Buch veröffentlichen soll. Insbesondere die Gespräche mit den leidgeprüften Menschen haben mich aber bestärkt, es in vollem Umfang zu tun. Zum einen legen die Betroffenen selbst großen Wert darauf, ihre eigene Geschichte für andere Leidensgenossen sichtbar und nachvollziehbar zu machen, und zum anderen werden hier einige der Facetten der Co-Abhängigkeit sichtbar gemacht. Wissenschaftliche Veröffentlichungen über Symptome, Abhandlungen über Verläufe und Beschreibungen der psychologischen Phänomene zeugen zwar von tief greifenden Kenntnissen, sind aber schwer verständlich und kaum lesbar.

Das Erleben als Kind, die unglaubliche Erfahrung mit Gewalt in der Ehe oder wie im folgenden Beispiel einer jungen Frau mit psychischer Gewalt, niedergeschrieben von den Betroffenen mit ihren eigenen Worten, verdeutlicht die Bandbreite dieser Krankheit. Auffällig ist, dass bei den Erwachsenen überwiegend Frauen betroffen sind. Offensichtlich handelt es sich um eine Ausprägung der sozialen Stellung der Frau, die eindeutig aus einer anderen Zeit stammt. Ich vermag nicht zu sagen, ob dies so ist, sicher ist aber die größere Zahl von betroffenen Frauen, die meist bei ihrem Partner bleiben, schlecht Nein sagen können, sich schlecht von ihrem Partner abgrenzen und trennen können. Natürlich gehört auch der wirtschaftliche Ansatz, insbesondere wenn der Job für Kinder aufgegeben wurde, dazu. Ich will jetzt keine geschlechterspezifische Einordnung vornehmen, dazu bin ich fachlich nicht in der Lage, aber Emotionalität, Sensibilität, Bindung, Beziehung und Abhängigkeit sind eher eine Domäne von Frauen.

Selbstbeherrschung, Distanz bis zur Kälte, Risikobereitschaft, organisatorische Fähigkeiten und Führungsanspruch sind eher die Stereotype der Männer. So ist es heute nicht mehr, Frauen haben dieselben Rechte wie Männer, können studieren, heiraten, wann und wen sie wollen, und jeden Beruf ausüben. Es ist nicht mehr wie früher. Heutzutage haben Frauen die gleichen Möglichkeiten wie Männer. Leider ist es aber immer noch so, dass

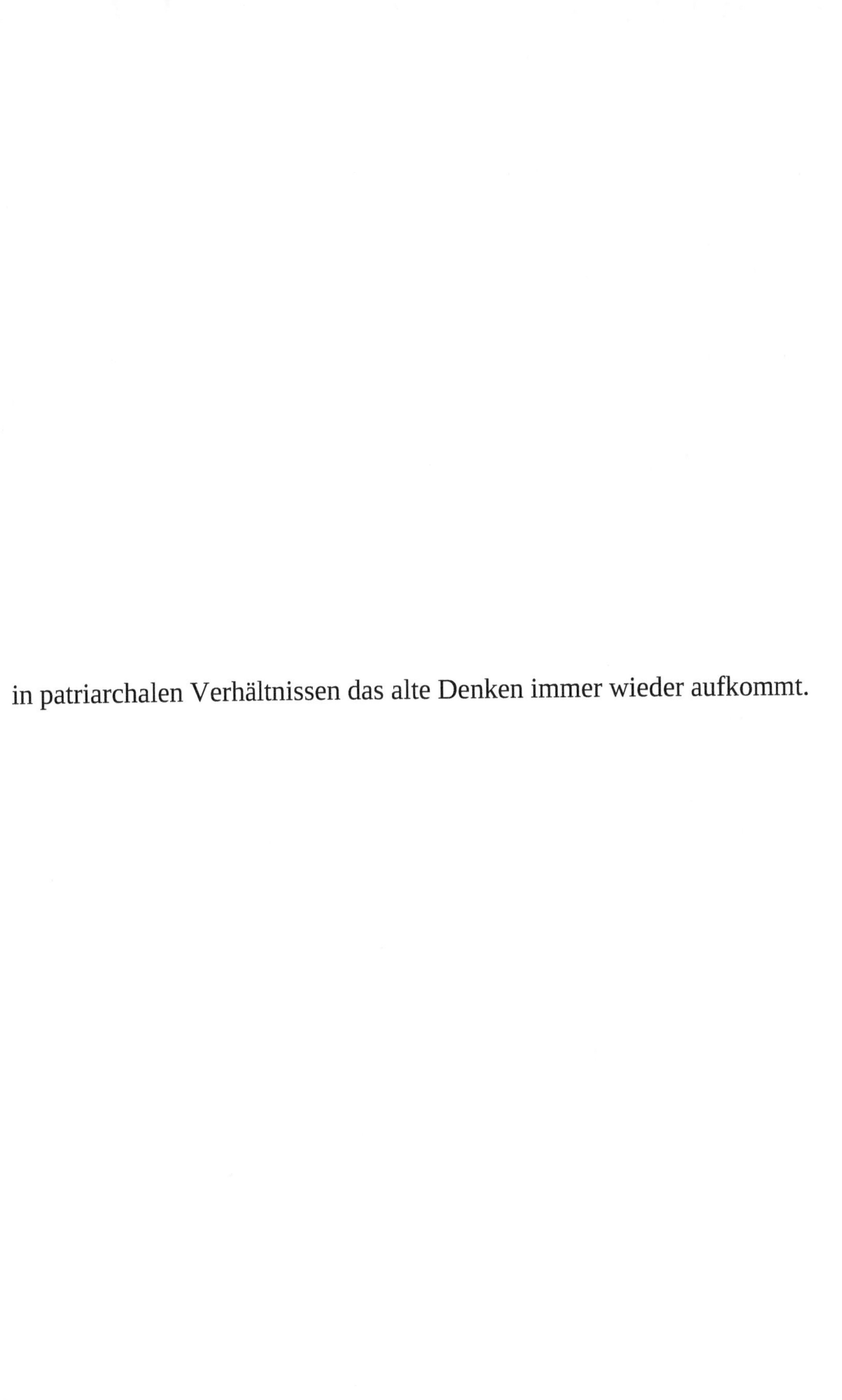
in patriarchalen Verhältnissen das alte Denken immer wieder aufkommt.

2.3. Seelische Gewalt in der Partnerschaft

Der folgende Text erschien mir zu lang, allerdings gibt er einen großartigen Einblick in den Verlauf einer Krankheit, die man als Außenstehender nur schwer verstehen kann. Aussagen wie „Dann geh doch weg von ihm", „Das kann so nicht sein" oder „Du übertreibst doch" werden schnell relativiert, wenn man in den Verlauf einer solchen Beziehung eintaucht. Dabei ist es wichtig, in das Leben der Protagonisten einzutauchen, um auch die Hintergründe dieser Beziehung zu verstehen.

„Mein Freund, der Alkoholiker!

Ich muss zuallererst sagen, dass das Thema ‚Alkohol' mir leider nicht unbekannt ist.

Mein Vater ist, so sagen wir es, denn er sieht es leider nicht, ein Alkoholiker.

‚Schnaps geht gar nicht. Bier ist okay', eine Ansicht, die alles aussagt.

Von klein auf weiß ich, was es heißt, mit einem Trinkenden zusammenzuleben. Bin mit einem Vater aufgewachsen, der am Abendbrottisch schwankend mir gegenübersaß, laut und aggressiv wurde, wenn er trank, oder bei dem wir wussten, fährt er mit dem Fahrrad ‚eine Runde', kommt er alkoholisiert nach Hause.

Als Teenager wurde es so richtig peinlich.

Meine Freunde fanden es klasse, wenn mein Vater bei uns saß, quatschte und sich ein Bier nach dem anderen hinterschüttete. Ich fand das weniger schön und mir war das sehr unangenehm. Noch heute reden meine Freunde von ihm. Nicht als Trinker, sondern eigentlich als anerkennenden Menschen. Denn er ist, wenn er Mensch ohne Alkohol ist, ein sehr hilfsbereiter und freundlicher Mann, der alles für seine Familie tun würde und eben eine

Menge Alkohol vertragen hat.

Oft habe ich, als ich noch zu Hause wohnte, seine Verstecke geplündert und seinen Alkohol vor seinen Augen weggeschüttet. Habe ihm sogar in Rage an den Kopf geknallt, dass er nicht mehr mein Vater ist, weil wir uns mal wieder gestritten haben.

Dass ist heute noch so und mittlerweile bin ich 32 Jahre alt.

Ein Gespräch zwischen uns beiden, wenn er getrunken hat, ist selten möglich. Denn er wird laut, aggressiv und stur, und ich springe darauf an, weil ich enttäuscht und genervt bin.

Warum er trinkt?

Nun ja, ich vermute, weil er es nie gelernt hat, mit negativen Gefühlen umzugehen. Er wird ‚mutig‘, wenn er getrunken hat, und spricht dann Themen an, die er so nie ansprechen würde.

Als Kind war ich, das weiß ich heute, absolut co-abhängig.

Habe seine Verstecke geduldet, ihn ins Bett gebracht, wenn er wieder betrunken irgendwo lag, seine leeren Flaschen weggebracht, damit es nicht auffiel, oder versucht, es vor der restlichen Familie zu verheimlichen. Ich habe irgendwie Aufgaben übernommen, die nie meine eigenen waren.

Das fällt mir leider heute noch auf die Füße.

Im Sommer letzten Jahres war ich bei einem Reiki-Meister zur Familienaufstellung, einer systemischen Methode, den eigenen Platz im Familiensystem zu finden.

Ich wusste mir einfach nicht mehr anders zu helfen, denn Psychotherapiesitzungen halfen nicht.

Nach einer gescheiterten und sehr schmerzhaften Beziehung endeten meine Versuche, eine neue Partnerschaft einzugehen, immer im Chaos.

Ich versteifte mich total auf mein Gegenüber, war von Anfang an absolut verliebt, wollte und machte alles für den Mann und ließ mich ausnutzen. Immer und immer wieder passierte mir dies und ich wusste nicht, aus welchem Grund.

Bis zu dem Freitag im Juli 2016.

Ich fuhr also nach Dresden.

Völlig entspannt, aber doch aufgeregt, was mich erwarten würde.

Es kam heraus, dass ich von klein auf elterliche Aufgaben übernommen habe, die mir heute das ‚Genick brechen‘, weil ich sie nicht loswerde.

Unter anderem eben der Umgang mit dem Alkoholproblem meines Vaters. Solange ich dies nicht ablegen kann, würde ich immer wieder Männer mit Suchtproblemen finden und in die Helferrolle hineinfallen.

Meine Hausaufgabe war, mir einen Stein in die Hände zu nehmen, mich auf mich und meinen Wunsch der Unabhängigkeit der elterlichen Aufgaben zu konzentrieren und diese an den Stein abzugeben, sodass ich endlich mein Leben beginnen konnte.

Das klingt vielleicht verrückt und möglicherweise nach Hokuspokus, aber es funktionierte.

Ich spürte, wie meine Arme schwer wurden, als ich mich auf diesen Wunsch konzentrierte, und wie meine Hände bei der Übergabe an den Stein zu brennen begannen.

Diese Hausaufgabe sollte ich mindestens 21 Tage machen. Wenn ich das Gefühl hatte, der Stein wäre voll, dann sollte ich einen neuen nehmen und irgendwann würde ich merken, dass es mir besser ginge. Nach, ich glaube, vier Steinen beendete ich meine Hausaufgabe und hatte ein gutes Gefühl dabei.

In einem langen Gespräch mit meiner sieben Jahre jüngeren Schwester stellte sich heraus, dass sie Ähnliches bei einer Cranio-Sitzung (Schädel, Wirbelsäule und Becken werden durch sanfte Berührung aktiviert) erlebt hatte.

Wir haben beide, sie, nachdem ich von zu Hause ausgezogen bin, elterliche Aufgaben übernommen, die Kinder niemals übernehmen sollten, und dies führte in unserem eigenen Leben immer wieder zu Problemen.

Wir nahmen uns vor, irgendwann darüber mit unseren Eltern reden zu wollen. Dies ist bis heute nicht passiert.

Was Männer anging, lief es, ich möchte nicht sagen gut, aber in Ordnung. Ich lernte den einen oder anderen kennen, aber es wurde nichts Festes daraus. Sicherlich versteifte ich mich anfangs wieder auf ihn, aber nach meiner Reiki-Sitzung versuchte ich, mich etwas zurückzunehmen. Was mir an sich gut gelang, denn ich wollte endlich mein Leben beginnen.

Ich ließ einfach alles auf mich zukommen, ohne zu hoffen oder mich unter Druck zu setzen.

Und siehe da, im August lernte ich, völlig zufällig, meinen jetzigen Freund Ron kennen.

Ich musste allerdings schnell realisieren, dass der ‚Alkohol‘ mich wiedergefunden hatte.

Es war der 04.08.2016, ein Donnerstagmorgen.

Ich übernachtete bei meiner Freundin und brachte mit ihr zusammen ihren 4-jährigen Sohn in den Kindergarten. Der kleine Knopf zog sich aus und rannte in den KITA-Raum.

Im Türrahmen hockte ein dunkelhaariger Mann, dessen linke Gesichtshälfte von einem kleinen, blonden Jungen verdeckt wurde. Beim Hinausgehen lief ich etwas vornweg, währenddessen meine Freundin sich mit dem Vater unterhielt. Ich drehte ihm sozusagen den Rücken zu.

Im Zeitalter der sozialen Netzwerke wurde er bereits vorher auf mich aufmerksam, da sie Fotos von uns ins Netz stellte und er mich somit schon gesehen hatte. Ich dachte mir absolut nichts dabei und sagte ihr nur, dass sie ihm gern meine Nummer geben könnte. Damit fuhr ich dann nach Hause.

Ich öffnete mein Nachrichtenfenster, klickte auf seinen Namen und sah, dass er mir bereits ein erstes ‚Hi‘ geschickt hatte. So kamen wir ins Gespräch. Wir schrieben den ganzen Tag und merkten schnell, dass wir viele Gemeinsamkeiten hatten.

Nun ja, so begannen wir, uns kennenzulernen, und schrieben nunmehr jeden Tag.

Drei Tage später hatte ich Geburtstag und ich war bei meiner Freundin, die im selben Ort wohnte wie er. Wir verabredeten uns abends zu unserem ersten ‚Treppendate‘.

So bahnte sich unsere Beziehung an und kurze Zeit später kamen wir zusammen.

Anfangs war ich mir seines Problems nicht bewusst, denn Ron ist/war ein Quartalstrinker. Situationen, Ereignisse oder Erlebnisse, welche er nicht bewältigen konnte, ertrank er im Alkohol. Das stellte ich allerdings erst gute zwei Monate später fest.

Die ersten Anzeichen gab es, als ich durch Zufall mehrere Flaschen Bier und Kräuterschnaps in seinem Nachtschrank fand. Angesprochen darauf habe ich ihn nicht, denn ich wollte nicht, dass er denkt, ich würde in seiner Wohnung herumschnüffeln. Allerdings war mein Kontrollwahn, den ich bereits bei meinem Vater entwickelt hatte, geweckt und so begann ich jedes Mal, wenn ich bei ihm war, in seine Schränke zu gucken. Leider musste ich schnell feststellen, dass die Flaschen nicht weniger, sondern mehr wurden.

Als ich mich eines Morgens bei ihm verabschieden wollte und dabei eine, unterm Bett stehende Flasche Schnaps umstieß, sprach ich ihn darauf an, sagte ihm, dass ich keinen weiteren Trinker in meinem Leben haben möchte.

Somit war es ausgesprochen, und ein ständiges Auf und Ab in unserer Beziehung begann.

Von da an sprachen wir darüber und ich lebte mit ihm seine ‚Nasse Zeit‘ durch.

Bekam seinen Frust ab, seine Beleidigungen, ließ mich immer wieder rausschmeißen, ließ es zu, dass er die Beziehung immer wieder beendete, und versuchte ihm zu helfen.

Bis ich einfach nicht mehr weiterwusste. Bereits dreimal hatte er mich, in seinem Suff, aus der Wohnung geschmissen und die Beziehung beendet. Beleidigte und beschimpfte mich immer wieder in jeglicher Form, wurde aggressiv (wobei er mich körperlich nie angefasst hat) und hatte einfach eine ekelhafte, abstoßende und widerwärtige Art an sich, wenn er getrunken hatte.

16.01.2017

So, nun war es so weit und ich hatte endlich meinen Termin bei der Suchtberatungsstelle. Eigentlich ist mir alles bewusst, denn ich habe es gelernt und viele Weiterbildungen zum Thema ‚Sucht' gemacht.

Ich bin Co-Abhängige und bedingt durch meinen Beruf (ich bin Diplom-Sozialarbeiterin) leider in die Therapeutenrolle gefallen.

Nun gut, jetzt ist es so und ich muss mich disziplinieren, nicht mehr selbst therapieren, was sehr schwerfallen wird.

Ich darf und soll mich nicht dabei vergessen.

Aussagen, die ich versuche zu vermeiden, um ihn nicht aufzuregen oder ihm Vorwürfe machen, eben weil es mich verletzt und enttäuscht, die soll und darf ich plötzlich machen. Denn ich bin seine Freundin und nicht seine Sozialarbeiterin.

Es tat sehr gut, endlich mal alles loswerden zu können. Jetzt muss ich es nur noch versuchen umzusetzen. Außerdem überlege ich mir, eine Selbsthilfegruppe für Angehörige zu suchen, denn ich würde gern mit anderen Betroffenen darüber reden. Mich austauschen und mir Kraft geben lassen.

Ein Rückfall ist, auch wenn er es nicht möchte, nur eine Frage der Zeit.

17.01.2017

Heute war ich endlich wieder im Fitnessstudio und zwei Stunden auf dem Crosstrainer. Das tat sehr gut. Endlich wieder etwas für mich getan.

Und ich habe mich dazu entschieden, morgen nicht zu Ron zu fahren, auch wenn er Jonah (seinen Sohn) hat.

Ich möchte mein Leben wieder angehen. Mit Ron habe ich dies gestern schon besprochen und es ist für ihn in Ordnung. Zumindest sagt er das.

29.01.2017

Ron hat seine Arbeit verloren bzw. ist ‚gegangen worden‘. Die haben ihn mächtig über den Tisch gezogen, sodass eine Sperre vom Arbeitsamt droht.

Aufgrund dieser Sache hatte er auch einen Rückfall. Er hat noch am selben Abend ein halbes Glas Whiskey getrunken, weil er mit der Situation gar nicht zurechtkam. Obwohl ich die klare Grenze ausgesprochen habe, dass ich nur noch zu ihm komme, wenn er nüchtern ist, bin ich trotzdem zu ihm gefahren, weil ich auch schon auf dem Weg war. Allerdings auch nur mit der klaren Absprache, sobald ich da bin, zu Mandy zu gehen, um mal alles zu besprechen.

Durch die Kälte und die kurze Aktivität des Laufens wirkte der Alkohol noch mehr und es wurde sichtbar, dass er getrunken hatte, was Mandy und Mike sofort merkten.

Ron fing wieder an, auf ‚coolen Macker‘ zu machen, hatte das letzte Wort, wurde laut und wollte immer Recht haben. Da Mandy sich so etwas nicht gefallen lässt, wurde die Diskussion hitziger. Bis es schließlich dazu führte, dass ich völlig die Fassung verlor.

Ron saß mir gegenüber, ich fühlte mich sicher und endlich waren wir nicht in seinen eigenen vier Wänden, wo er mir ständig das Wort verbot im Rausch. So kam eins zum anderen und ich stand plötzlich und brüllte alles heraus, was ich die letzten Wochen und Monate immer für mich behalten musste. Ich schmiss ihm alles an den Kopf und schließlich knickte er ein. Mit dieser Situation hat er absolut nicht gerechnet, wollte die Wohnung verlassen und sich weiter betrinken gehen. Gegen 22 Uhr gingen wir beide wortlos und nebeneinander zurück zu ihm. Ich wusste schon, was passiert, denn das kenne ich zu Genüge von meinem Vater. Ron schlief im Rausch direkt auf der Couch ein. Das ist mit ein Grund gewesen, weshalb ich nicht mehr bei ihm sein möchte, wenn er getrunken hat. Was soll das für eine Beziehung sein, wenn einer ‚besoffen‘ neben dem anderen schläft und ich mein eigenes Wort vor lauter Schnarchen nicht verstehe? Trotzdem wir uns nur am Wochenende sehen, ist mir dafür meine Zeit einfach zu schade. Ich konnte mich überhaupt nicht auf das TV-Programm einlassen und ging schließlich, mal wieder und wie so oft, allein ins Bett.

Das ist nun eine Woche her und er ist seitdem nüchtern, hat seine letzten Tage auf Arbeit noch durchgezogen. Bei der Beratung war er noch nicht, da er, so sagt er, erst alles mit dem Arbeitsamt und seiner Ärztin klären möchte, um der Sperre zu entgehen. Heute Morgen beim gemeinsamen Frühstück habe ich ihn gefragt, ob er denn überhaupt noch gehen möchte, was er bejahte.

Gestern hatten wir einen sehr schönen Tag.

12.02.2017

Bis zum 02.02. ging alles so weit gut. Ron hatte sein Problem im Griff und blieb zwölf Tage standfest, bis Tag X kam.

An diesem Tag merkte ich bereits am Nachmittag, dass etwas mit ihm nicht stimmte. Er war gereizt, was ich an seinen Sprachnachrichten hörte.

Ich hatte an diesem Tag bereits eher Feierabend, da ich mein erstes Treffen in der Selbsthilfegruppe für Angehörige von Alkoholikern hatte, also machte ich mein Handy währenddessen auch lautlos.

Nach dem Treffen sah ich bereits sechs Nachrichten von Ron und las bzw. hörte sie. Die erste Sprachnachricht hat gereicht und ich antwortete: ‚Du hast getrunken.‘

Sofort stritt er wieder alles ab, regte sich auf, wurde boshaft und beschimpfte mich und jeden. Das zog sich den ganzen Abend hin weg. Nichtsdestotrotz hatte er einen Rückfall und ich sprach meine nächste Konsequenz aus, nachdem er wieder die Beziehung in seinem ‚Suff‘ beendete und mich darum bat, meine ganzen Sachen (mal wieder) bei ihm abzuholen. Ich sagte ihm, dass ich das kommende Wochenende nicht zu ihm kommen werde. Das schlug ein wie eine Bombe.

Da er sein Geld in Alkohol investierte, sagte ich ihm, dass er ab sofort jeden Monat in Raten seine Schulden bei mir abbezahlen kann, und schickte ihm am nächsten Tag meine Kontodaten. Das war das Einzige, was er von mir las oder hörte. Am Samstagvormittag schrieben wir ein wenig und sagten uns, dass wir uns vermissen. Er wollte mich sehen, hatte aber wieder Ausreden parat. Seine netten Worte änderten sich abrupt, als er merkte, dass ich an meinem Vorhaben, zu Hause zu bleiben, festhielt und ich ihm dazu noch sagte, dass ich am Abend mit meiner Freundin ins Kino gehen werde. Er beschimpfte mich wieder, beendete die Beziehung und drohte erneut damit, sich etwas anzutun. Ich ließ mir seine Anschuldigungen einfach nicht mehr gefallen und ging auch mit meiner Freundin ins Kino. Er hatte währenddessen wieder Gedanken, ich würde feiern gehen, und schrieb: ‚Wir sehen uns nie wieder. Du auf Party.' Er sollte glauben, was er wollte, und dies schrieb ich ihm auch. Aber auch, dass ich wieder zu Hause bin, als ich es war, und das war noch vor Mitternacht.

In der darauffolgenden Woche änderte sich wirklich alles.

Er hatte sein Gespräch mit der Ärztin und bat mich, seinen Lebenslauf zu schreiben, und besuchte mich Mitte der Woche. Das erste Mal, dass er zu mir kam und ich, bis zum letzten Moment, nicht daran glaubte. Wir gingen eine Runde spazieren. Nachdem wir noch kurz meinen Wocheneinkauf erledigten, fuhr er wieder nach Hause und am Abend telefonierten wir, wie jeden Abend, miteinander. Er äußerte, dass er trotz aufkommendem ‚Saufdruck' standhaft blieb und sich nicht seinem Verlangen hingegeben hatte. Was mich und ihn stolz machte und worauf sich aufbauen ließ.

Der Tag, der Tage war gekommen – Donnerstag, der 09.02.2017.

Zuerst hatte er Gespräche auf dem Arbeitsamt und am Abend kam seine größte Veränderung. Er ging zur Selbsthilfegruppe der Anonymen Alkoholiker.

24.02.2017

Ron ist, so sagt er mir zumindest, immer noch trocken. War bereits zweimal bei der Suchtberatungsstelle, hat sich für eine ambulante Therapie entschieden und geht regelmäßig zu seiner Selbsthilfegruppe.

Was, für mich erschwerend, dazukommt, ist sein Trockenrausch (Erklärung: 7. Arten von Rückfällen).

Er zeigte Verhaltensweisen, die an seine ‚nasse Zeit' erinnerten. Wurde laut, aggressiv, überheblich, verständnislos und fühlte sich wieder von jedem unverstanden.

Ein Alkoholentzug sowie die Bearbeitung dessen, auch das Abstinentbleiben, ist ein langwieriger Prozess, dessen bin ich mir bewusst, aber es kostet unendlich viel Kraft und gleichzeitig Motivation, nicht sofort am ‚Trinkenden' zu zweifeln und wieder alles infrage zu stellen. Denn das dies für ihn demotivierend ist, ist mir bewusst. Dennoch ertrage ich diese Situation auf Dauer nicht. Ich habe mich einer Facebook-Gruppe angeschlossen, bei der ich mich jederzeit austauschen kann. Da mir momentan meine Selbsthilfegruppe, welche sich einmal im Monat trifft, nicht ausreicht.

Verständnis! Rücksicht! Abwägungen!

Es macht mich jeden Tag aufs Neue kraftlos.

26.02.2017

Und es ist passiert! Rückfällig geworden und mich auch noch angelogen.

Wir hatten eine klare Absprache und er hat sie gebrochen. Hat mir aus Angst, ich würde dann nicht zu ihm kommen, dreist am Telefon ins Ohr gelogen und gesagt, dass er nicht getrunken hat. Dennoch lag auf meiner Bettseite und unter meiner Decke eine fast leere große Flasche Kräuterschnaps und angeblich hat er sich auch noch eine kleine hintergezogen.

Was für ein Wochenende.

Geprägt von Streit, Diskussionen, Versuchen, es doch noch zu genießen und zu scheitern, Selbstverletzungen meinerseits (die ersten nach vier Jahren, weil ich mit dem Druck nicht mehr zurechtkam), Gedanken und Gefühle, Ängste und ganz viel Enttäuschung und Tränen.

Wie es weitergehen soll?

Das ist eine gute Frage, die ich so nicht beantworten kann.

12.03.2017

Mittlerweile ist er vierzehn Tage trocken und uns ist beiden bewusst, dass die ‚schwere‘ dritte Woche beginnt. Bis dato hatte er nach drei Wochen immer einen Rückfall.

Wir sind beide angespannt und vorsichtig, obwohl genau das das Falsche ist.

Gestern fand ein Gespräch zwischen mir und seiner Ex-Freundin und Mutter seines Sohnes statt.

Eins, was ich mir schon lange erhofft hatte, um ihr zu zeigen und sagen zu können, dass ich nicht die böse ‚Neue‘ bin, sondern nur im Sinne des Kindes handeln werde.

Wir stellten fest, dass beide in Sachen Erziehung an einem Strang ziehen, nur eben nicht miteinander reden. Durch gekränkte Eitelkeit, den vielen verletzenden Situationen und Erlebnissen und vielleicht auch aus Angst.

Nun hoffen wir, dass es besser wird und Ron so seinen Weg weitergehen kann.

04.04.2017

Er hatte am Wochenende, nach fünf Wochen, einen Rückfall und ich bin ebenso zurückgefallen.

In meinem Denken, in meinem Handeln, in meinem Tun.

Ich durchwühlte alle Mülltonnen, stöberte im Holzschuppen und den Hofanbauten herum, und das nur, um Beweise zu suchen, dass er mich anlügt.

Weshalb er rückfällig wurde? Ich kann es mir nicht erklären.

Aber ich merke, wie ich wieder in das Co-Abhängigkeitsdenken verfalle. Ihn wieder vor allem und jedem beschützen will, damit es nicht wieder passiert, und dabei kann und darf ich das nicht.

Es lief doch alles so gut. Ich bin endlich wieder ohne Ängste ins Wochenende gegangen und habe nur genossen.

Und jetzt? Fängt das wieder von vorn an? Muss ich auch wieder zurück auf Anfang?

Habe ich die Kraft dazu? Will ich das noch? Ist das Vertrauen nicht irgendwann weg?

28.04.2017

Ron ist, so hoffe ich, seit seinem letzten Rückfall trocken und fängt wieder an zu leben.

Er hat einen neuen Job, in dem er recht zufrieden ist. Super Team, gute Atmosphäre und alles nicht mehr so eng strukturiert und druckmachend.

30.04.2017

Heute kam meine Mutter zu mir auf Arbeit, mit dem Satz: ‚Es ist so weit. Ich habe meine Tasche gepackt.‘ Es gab wohl wieder eine Auseinandersetzung zwischen ihr und meinem Vater. Sie packte seine Tasche, aber er wollte nicht gehen. Also ging sie. Ich legte ihr meine Schlüssel auf den Tisch und bot ihr meine Wohnung an. Nach zwei Stunden fuhr sie allerdings wieder nach Hause. Ich ließ sie ziehen mit dem Angebot, mit zu meiner SHG zu kommen und sich jederzeit bei mir melden zu können. Meine Haustür steht immer offen für sie.

Sicherlich weiß ich, dass sie erst an den Punkt kommen muss, an den ich mit Ron kam. Aber der eigenen Mutter dabei zusehen zu müssen, wie sie ‚meinen Weg‘ gehen muss, ist nicht einfach. Dass die Ehe meiner Eltern schon vor Jahren gescheitert ist, ist jedem schon lange bewusst, aber dennoch ist es schmerzhaft. Ich versuche, mich damit nicht allzu sehr zu befassen, denn ich trage mein eigenes Päckchen. Aber es geht hier nicht um Fremde, sondern um meine Eltern. Ich habe meine Schwester darüber informiert, weil ich einfach möchte, dass sie auch Bescheid weiß. Was jetzt auf uns, meine Mutter und meinen Vater zukommt, wird die Zeit zeigen.

28.08.2017

Ich habe vor vier Wochen gemeinsam mit meiner Mutter meine gesamten Sachen aus Rons Wohnung geholt und ihm seinen Schlüssel wiedergegeben. Unsere Beziehung ist beendet.

Warum? Weil ich es nicht mehr ertragen habe.

So oft habe ich ihm gesagt, dass es allein mit Alkoholweglassen nichts wird, und ihn gebeten, weiterhin zu seiner SHG zu gehen und sich Hilfe zu holen. Nichts ist passiert.

Ich habe mich aufgegeben, mich untergeordnet, nur noch funktioniert. Bis es mich an den Rand meiner gesundheitlichen Grenzen brachte.

Natürlich fiel mir dieser Schritt nicht leicht. Es ist ja nicht so, dass von Fremdgehen oder Ähnlichem die Rede war. Nein, ich bin aus Liebe gegangen. Aus Liebe zu ihm und aus Liebe zu mir. Jeder muss sich selbst finden und sich selbst wieder lieben lernen.

Seine Reaktion auf meinen Weggang war hart und er zeigte Aggressionen bis hin zu tiefsten Beleidigungen, die ich so von ihm noch nie gehört habe.

Die ersten zwei Wochen war er ‚nett‘ und verständnisvoll. Zeigte dann aber relativ schnell sein ‚krankes‘ Gesicht. Reagierte über, wurde bockig oder wieder beleidigend, sodass ich den Kontakt unterbunden habe, indem ich einfach nicht mehr geantwortet oder geschrieben habe. Relativ schnell zeigte sich meine Co-Abhängigkeit, denn ich kam mit dieser mir selbst auferlegten Kontaktsperre nicht zurecht. Ich bekam Gewissensbisse und machte mir Sorgen.

So versuchte ich, mich Tag für Tag immer wieder aufs Neue abzulenken und auf mich zu besinnen und mir immer wieder die schlimmen Sachen in

Erinnerung zu rufen, die mir zeigten, weshalb ich diesen Weg gehen musste. Ich schaffte es mithilfe meiner Freunde, die ich während der gesamten Beziehung sehr vernachlässigt habe, meiner Familie und neu geknüpften, unterstützenden Kontakten, mir einen angenehmen Urlaub zu machen, den ich mit dieser Art von Beziehung nie hätte haben können.

Natürlich dachte ich oft an ihn, vermisste ihn, vermisste unsere gemeinsame (wenige, aber) schöne Zeit und stellte mir immer wieder die gleichen Fragen.

Fragen, auf die ich jetzt oder vielleicht nie eine Antwort finden werde. Aber Fragen, die ich ganz klar mit einem ‚Es war richtig, Mona‘ beantworten kann.

Seinen Worten, er würde jetzt endlich etwas tun, kann ich nicht glauben. Zu oft hat er etwas gesagt und versprochen und es letztendlich nicht umgesetzt. Zu oft hat er mich enttäuscht und sinnlos hoffen lassen.

Doch es kam, wie es kommen musste. Ich hielt es nicht mehr aus, schrieb ihn gestern an.

Wir haben fast vier Stunden geschrieben. Über ‚uns‘, den Alkohol, aber auch über alles andere.

Heute habe ich es gemerkt und ich habe viel geweint. Aus Verzweiflung, Verletzung, Enttäuschung, Schmerz, Verlust. Aber auch aus immer noch anhaltender Hoffnung. Hoffnung, die ich unterbinden muss und nicht zulassen darf.

Ich muss meinen Weg weitergehen. Ohne ihn! Er muss seinen Weg (wenn er ihn denn wirklich geht) weitergehen. Ohne mich!

03.09.2017

Tja, nun sind wir wieder ohne Kontakt. Fünf Tage ging es gut, bis eine ekelhafte, zusammenhangslose Voicemail von ihm kam.

Sicherlich bin ich enttäuscht, weil ich wieder zu viel gehofft habe. Dennoch stirbt meine Hoffnung irgendwann komplett. Was wahrscheinlich das Beste für mich wäre.

08.09.2017

Immer noch standhaft, habe ich jeglichen Kontakt zu ihm abgebrochen. Mal fällt es mir leicht und mal fällt es mir schwerer. In solchen Momenten und besonders in Anbetracht der Tatsache, dass er wieder trinken ‚muss' (wenn ich mir sein aktuelles Profilfoto angucke; aufgedunsene, dicke und verquollene Augen, hochroter Kopf, Lippen zusammengepresst), versuche ich mir sämtliche negativen und verletzenden Erlebnisse ins Gedächtnis zu rufen. Denn nur so kann und werde ich standhaft bleiben, weil ich weiß, dass ich die richtige Entscheidung getroffen habe.

Welche Ereignisse das waren? Nun gut, dann werde ich mal aufzählen. Einige habe ich am Rande hier schon erwähnt. Allerdings ist mir aufgefallen, nachdem ich mir die letzten Tage immer mal wieder meine Mitschriften durchgelesen habe, dass vieles nicht erwähnt wurde oder eben nur kurz. Ich denke, ich wollte es nicht wahrhaben und habe es alles schön verdrängt.

Die erste Situation, an die ich mich erinnern kann, war zum Feuerwehrfest. Ein Monat vorher sind wir zusammengekommen und ich wusste offiziell noch nichts von seiner Krankheit.

Wir gingen also dahin und Heike, seine Ex-Freundin, samt Kind war auch da. Es dauerte nicht lange, da kam sie auf mich zu und sagte: ‚Kannst du Ronny mal beruhigen? Er schreit uns an.' Ich bin hingegangen und habe das Kind aus der Situation genommen. Nicht mehr. Denn das erschien mir in dem Moment wichtiger. Es gab eine Diskussion zwischen ihm, Heike und ihrer besten Freundin. Bis es letztendlich dazu kam, dass ich ihn aus der Situation rausnahm und wir zu ihm nach Hause gingen. Allerdings nicht vernünftig, wie das jeder andere Mensch macht. NEIN! Er schrie und tobte, und ich schrie und schubste ihn die Straße Richtung Wohnung, damit er endlich aufhört zu toben. Oben in der Wohnung trat er voller Wucht gegen seine Badtür, die bis heute noch ein Loch hat, und tobte weiter, wollte wieder zum

Fest gehen und ‚ihr die Meinung sagen‘. Wir schrien uns beide an und schubsten uns bzw. habe ich ihn von mir weggeschubst, weil mir einfach der Kragen geplatzt ist und ich sein Verhalten absolut affig fand. Letztendlich sind wir nicht mehr zum Fest gegangen, aber der Abend war gelaufen. Das war die erste Situation, in der ich hätte aufwachen müssen.

Ich muss dazu sagen, dass ich generell aufgrund meiner Kindheit sehr schnell aggressiv und aufbrausend werde, wenn jemand betrunken vor mir steht. Mein Vater und ich konnten und können bis heute in solchen Momenten nicht kommunizieren. Ich schütze mich dadurch und äußere gleichzeitig meine Enttäuschung.

Eine andere Situation habe ich hier am Rande mal erwähnt, aber nicht konkret geschildert. Die fand statt, als er seinen Sohn bei sich hatte. Den Auslöser dafür weiß ich nicht mehr. Jedenfalls hatte er wieder getrunken, sein Sohn und ich wollten duschen gehen und Ronny bekam einen in den Kopf und wollte sich das Leben nehmen. So ließ er mich, nackig in der Dusche stehend, mit dem Kind allein und verließ die Wohnung, war nicht mehr zu erreichen und war einfach weg. Ich stand nun in der Dusche und wusste mit meinen Gefühlen nicht wohin und vor allem, was ich mit dem, für mich immer noch fremden Kind machen soll. Ich entschied mich dafür, mich um Jonah zu kümmern, sodass er nicht merkt, was eigentlich passiert ist. Nebenbei versuchte ich immer wieder, Ronny anzurufen und gleichzeitig meine beste Freundin, die ebenfalls im Dorf wohnte. Es kam, wie es kommen musste, und es dauerte nicht lange, da fing Jonah an, sich zu übergeben. Ich schrieb Ronny eine Nachricht. Er solle sofort zurückkommen und sich um sein Kind kümmern. Irgendwann, Jonah schlief schon, kam Ronny wieder. Die Nacht war die reinste Katastrophe, denn Jonah übergab sich mehrmals. Ich kümmerte mich die ganze Nacht um ihn, legte ihm einen kalten Lappen auf die Stirn, beruhigte ihn und gab ihm das Gefühl, dass er nichts falsch macht. Mitten in der Nacht, Jonah übergab sich wieder, wurde Ronny wach. Er schlief ja seelenruhig seinen ‚Suffkopp‘ aus, während ich mich um sein

Kind kümmerte. Er regte sich fürchterlich auf und trat mit dem Fuß gegen die Bettkante. Es knallte und Jonah bekam Angst und das Gefühl, etwas falsch zu machen. Ich hatte eine schlaflose Nacht und musste den nächsten Tag lange arbeiten.

Eine nächste Situation war an sich nur ein Satz von ihm. Ich wollte mit meiner Freundin am Samstag weggehen. Unmittelbar vorher hatte er einen Rückfall und hatte Riesenprobleme mit meinem Vorhaben. So schmiss er mir an den Kopf: ‚Wenn du dorthin gehst, kann ich damit nicht umgehen und werde rückfällig.' Was tat ich? Ich blieb zu Hause. Sagte ihm allerdings, dass ich ohne Diskussion das nächste Mal feiern gehe. Zu diesem nächsten Mal kam es erst, als ich mich trennte.

Tja, was soll ich sagen?! Eine Beziehung geprägt von Rückfällen, Absichten, etwas zu ändern, Streit, Diskussionen, Beleidigungen jeglicher und abartig boshafter Art, ständiger Rechtfertigungen meinerseits, weil ich nichts mehr machen durfte/konnte, ohne dass er hinterfragte (und wenn es nur ein Bild auf den sozialen Netzwerken war), Lügen, versteckten Flaschen, Kontrollzwang, Co-Abhängigkeit und vieles mehr.

Ein anderes Mal fand ich bei ihm eine Flasche Schnaps und sagte ihm: ‚Entweder wegschütten oder ich trinke es vor deinen Augen aus.' Sodass er einfach mal sieht, was dieser Mist anrichten könnte. Er konnte es nicht wegschütten. Er konnte nicht! Völlig geschockt darüber setzte ich die Flasche an und leerte sie. Es war nicht mehr viel drin. Dennoch zog ich es durch. Damit rechnete er nicht und schaute mich völlig überrascht an.

Zweimal fand ich unter meiner Bettdecke, meiner Privatsphäre, eine Flasche Schnaps. Selbst davor schreckte er nicht zurück und immer fragte ich mich, warum. Er müsse doch wissen, dass ich sie sehe, wenn ich ins Bett gehe.

Viel zu oft ging ich allein ins Bett, weil er in seinem Suff auf der Couch einschlief. Ich hatte ihn einmal dabei gefilmt und schickte ihm das Video, als er wieder bei klarem Verstand war. Damit er sieht, wie besoffen und schnarchend er da vor sich hin vegetiert, während seine Freundin sich eine schöne gemeinsame Zeit wünscht.

Auch ging ich viel zu oft allein ins Bett, weil er wieder seine Macken schob. Aus irgendwelchen Gründen war er wütend, wollte diskutieren und ich war wieder die Böse. Darauf ließ ich mich irgendwann nicht mehr ein, sagte gar nichts. Das passte ihm auch nicht, denn ich war ja ‚eiskalt‘ oder ‚Frau Lehrerin‘ usw.

Wie oft ich mich beleidigen und beschimpfen lassen musste. Am Telefon, über Sprachnachrichten, per SMS, per Facebook, ins Gesicht. Er schöpfte alles an Kommunikationsmitteln aus, was unsere Welt hergibt. Unzählige Male, wenn wir uns mal wieder stritten, unser Arbeitsalltag aber weiterging, bombardierte er mich mit Nachrichten und Anrufen. Wie könne ich denn arbeiten, er könne sich nicht einmal konzentrieren. Mehrmals fuhr er einfach wieder nach Hause. Verließ einfach seine Arbeit ohne Rücksicht auf Verluste, weil es ihm so schlecht ging. Und immer war ich diejenige, die ihn nicht verstand.

Das stimmt sogar. Aus anfänglichem Verständnis und Unterstützung wurde irgendwann, nach zahlreichen Enttäuschungen, sei es verbal oder nonverbal, Gleichgültigkeit. Seine Worte waren und sind es bis heute, für mich, leere und tatenlose Worte. Viel zu oft hat er versprochen und doch nichts getan.

Die letzten zwei Wochen, bevor ich mich trennte, sind mir noch sehr in Erinnerung. Sie sind auch noch nicht allzu lange her.

Wir waren beide zu einem Grillabend bei meinem Bekannten eingeladen. Alle meine Freunde waren da und endlich würde er sie kennenlernen. Dafür war ja nie Zeit oder er wollte nie oder ich hatte keine Zeit, weil er mir ein permanentes schlechtes Gewissen einredete, wenn ich, anstatt am Wochenende zu ihm zu kommen, etwas mit meinen Freunden unternehmen wollte.

Wir waren also eingeladen und für mich stand alles schon fest. Bis er plötzlich sagte, dass er an diesem Tag zum Piratenfest zu seinem Sohn geht und noch nicht weiß, ob er nachkommt und zu welcher Uhrzeit. ‚Man muss Prioritäten setzen‘, war seine Aussage. Für mich fühlte es sich an, als würde er mir wieder ein Messer direkt ins Herz stechen. Ist ihm denn nicht bewusst, dass es endlich mal um mich und meine Bedürfnisse gehen sollte? Nein, das kann ihm nicht bewusst sein, denn für ihn zählt nur er selbst.

Die Wochen vorher traf er sich immer wieder, neben der abgesprochenen Besuchsregelung, mit seiner Ex-Freundin und dem gemeinsamen Sohn. Meist erfuhr ich im Nachhinein oder gar nicht davon. Natürlich machte mich dieser ständige Kontakt eifersüchtig und gleichzeitig fühlte ich mich absolut vernachlässigt.

So wollte er eben auch diesen Tag, an dem wir beide zur Grillparty eingeladen waren, verbringen. Er verstand nicht einmal, weshalb wir uns alle bereits am Nachmittag treffen wollten. ‚Grillen um 15 Uhr?‘, bekam ich von ihm als Text. Verstand er einfach nicht, dass ich meine Freunde so lange nicht mehr gesehen hatte und wir einfach Zeit zusammen verbringen wollten? Nachdem er seinem Sohn bereits zugesagt hatte und wir eine tagelange Diskussion darüber führten, sagte er seinem Sohn wieder ab mit den Worten: ‚Ich muss arbeiten.‘ Wahnsinn! Sein Sohn enttäuscht, weil er nicht vorher überlegen konnte, und dann auch noch dreist gelogen.

Nachdem ich bereits ein ewiges Hin und Her bei meinen Freunden durchhatte, indem ich informierte, dass er nicht kommt, nachkommt und nun doch kommt und ich mich schon absolut lächerlich gemacht hatte, kam er am Nachmittag zu meinen Eltern. Wir waren beide sehr angespannt, denn bis eine Stunde vorher bestand unsere Kommunikation aus Diskussion.

Ich kaufte sogar noch einen 0,0%-Kasten Bier (angeblich kein Alkohol drin, alles isotonisch und völliger Quatsch. Zudem wusste er, dass ich das nicht gutheiße, und trotzdem kaufte ich es, denn ich wusste, dass der Gastgeber nur ‚alkoholfrei‘ dahat, und bekanntlich ist dort Alkohol enthalten). Viel unterhielten wir uns nicht, denn meine Familie war da und wir saßen gemeinsam auf dem Hof. Danach fuhren wir zusammen in den Garten meines Bekannten. Nach vielleicht drei Stunden wurde Ronny ruhiger, schwitzte und hatte einen Kreislaufzusammenbruch. Er schob es auf die ganzen Ereignisse und das warme Wetter. So kam es, dass er von meiner Schwester und mir zu meinen Eltern gebracht wurde und den restlichen Abend in meinem Zimmer verbrachte, während ich, wie zwischen den Stühlen, bei meinen Freunden war. Das führte letztendlich dazu, dass ich den Abend nicht genießen konnte, weil ich mir ständig Sorgen machte und er zudem immer fragte, wann ich denn nach Hause komme. Gern wäre ich noch länger geblieben, ich verschob mehrmals die Zeit und hatte ein schlechtes Gewissen ihm gegenüber. Wieder richtete ich mich nach ihm und achtete nicht auf mich. Ich ging kurz nach Mitternacht nach Hause.

Das war das letzte Mal, dass wir Zeit zusammen verbrachten, denn drei Tage später war für mich die Beziehung beendet und ich holte meine Sachen bei ihm ab.

Diesen Abend hatte ich mir anders vorgestellt und wieder hielt er mir vor Augen, dass dies nicht die Art von Beziehung ist, die ich mir für mich wünschte.

Inzwischen sind wir sechs Wochen, oder sind es sogar schon sieben, getrennt und ich habe bereits alles an Gefühlen durchlebt. Vom traurigsten, schmerzlichsten Vermissen bis zum abgrundtiefstem Hass (ihm und mir gegenüber). Wie oft ich mir Fragen stellte, weshalb ich mir das überhaupt antun musste, weshalb ich nicht eher aufgewacht bin usw.

Natürlich habe ich immer noch emotionale Momente. ABER, ich bleibe standhaft, denn mir immer wieder diese eben aufgeschriebenen Erlebnisse ins Gedächtnis zu rufen, erinnert mich daran, dass ich leben muss und ich ihn so wie er jetzt ist, nicht zurückhaben möchte. Ob ich überhaupt noch mal eine Beziehung mit ihm eingehen würde? Das kann ich jetzt nicht beantworten. Momentan empfinde ich Verachtung und Lächerlichkeit. Sein sich als ‚guter Vater' Hinstellen mit einem aufgequollenen Suffkopf-Gesicht ist für mich die

Lächerlichkeit schlechthin. Seine Worte, er würde eine Langzeittherapie beantragt haben, für mich nur Geschwätz und leere Worte. Begegnen möchte ich ihm nicht. Viel zu groß ist die Angst, dass mich meine Gefühle überrennen.

Mit einem Menschen und dem Erlebten hat man erst abgeschlossen, wenn weder positive noch negative Gefühle eine Rolle spielen. Diese Zeit gebe ich mir und nehme ich mir einfach.

19.09.2017

Jetzt, wieder zwei Wochen später, kann ich aus tiefstem Herzen sagen: ‚Den will ich nie wieder an meiner Seite oder in meinem Leben haben.' Weder als Freund noch als Partner.

Er mag vielleicht als trockener Alkoholiker ein guter Mensch sein. Dennoch, ich kann vergessen, aber nie solch schmerzhafte Erlebnisse verzeihen, sodass ein Neuanfang für mich einfach nicht infrage kommt.

Ich habe jemand Besseren verdient. Jemand, der weiß, wie er mit Menschen, einer Frau, mir und meinem Erlebten und Gefühlen umgehen kann und sollte.

07.05.2018 – Epilog

Viel Zeit vergangen.

Zeit, die ich mir nehmen wollte und die ich mir geben wollte.

Mittlerweile besteht keinerlei Kontakt mehr zu Ronny. Ich weiß, dass er in der Entzugsklinik war, aber mehr auch nicht. Mehr möchte ich auch nicht mehr wissen. Ich wünsche ihm weiterhin alles erdenklich Gute.

‚Abgeschlossen' habe ich mit der Beziehung, aber noch lange nicht mit dem, was ich erlebt habe und schmerzlich erfahren musste."

Ein langer, sehr langer Text, ich bin mir darüber im Klaren, wir haben ihn schon um die Hälfte gekürzt. Aber er beschreibt aus meiner Sicht das gesamte Dilemma, in dem ein Mitbetroffener stecken kann. Die Zerrissenheit, die Selbstzweifel und vor allem das nicht vorhandene Selbstbewusstsein spiegeln sich in den Zeilen. Nicht immer müssen die Erlebnisse und Geschehnisse so detailliert beschrieben werden. Oft reichen wenige Zeilen aus, um den tiefen Zwiespalt ausdrücken, in der die Betroffenen stecken. Eine der häufigsten Aussagen in der Betreuung und Begleitung von Suchtkranken und deren Umfeld lautet: „Du musst ihn/sie fallen lassen." Auf einer Landesveranstaltung der Guttempler unterhielt ich mich mit einem Teilnehmer und er bat mich, diesen Begriff nicht mehr oder weniger zu verwenden. „Fallen lassen klingt so endgültig, klingt nach Zerstören. Eine Tasse, ein Glas lässt man fallen und es zerbricht", so sagte er mir. Seither verwende ich den Begriff loslassen. Ich denke, dies trifft es besser und es brennt sich nicht so sehr in die Seele ein, obwohl es fast das Gleiche meint. Logischerweise diskutiere ich auch mit meiner Frau über meine Ideen und Pläne, sie hat oft andere Ansichten und kurz vor Beginn der Schreibarbeiten zu diesem Buch kam das Gespräch auf „das Fallenlassen von Kindern". Ich bin auch heute noch der Meinung, dass die Regel, einen Suchtkranken loszulassen, sehr häufig die einzige und richtige Konsequenz ist. Meine Frau sagte damals: „Von Eltern zu verlangen, dass sie ihr Kind fallen lassen sollen, ist so unlogisch, wie sich unter die Dusche zu stellen und zu sagen, ich will nicht nass werden." Im Grunde haben wir beide recht, es ist unglaublich schwer, sich vorzustellen, sein Kind nicht mehr zu unterstützen und sich nicht mehr zu kümmern.

Die Selbsterkenntnis und die Konzentration auf sich selbst sollte das Ziel sein, aber es kann auch anders kommen.

2.4. Resistent gegen außen

Gerade heute hatte ich ein Erlebnis mit einer Betroffenen, die sich nicht als betroffen sieht und deren Verhalten genau in dieses Schema passt.

Zum Schutz der Persönlichkeitsrechte verkürze ich hier die persönlichen Daten erheblich und verfälsche den Zusammenhang ein wenig.

Die Inhaberin einer Naturheilpraxis aus dem norddeutschen Raum leidet seit Jahren unter der Alkoholsucht des Ehemannes. Der Schwerpunkt der Praxis liegt im Bereich der Tiermedizin, aber auch das Zusammenspiel zwischen Tier und Mensch findet Berücksichtigung. Die beiden haben, trotz seiner Alkoholsucht, schwer gearbeitet, sich ein kleines Anwesen aufgebaut und praktizieren dort gemeinsam. Kennengelernt haben wir uns telefonisch und hatten immer wieder Gelegenheit zum Austausch. Problem der Betroffenen: ihr täglich trinkender Ehemann; mein Problem: ihr extrem tief sitzendes Unverständnis für eine Co-Abhängigkeit.

Wohlgemerkt: Sie ist beruflich sehr erfolgreich, meistert fast alle Schwierigkeiten selbst und übernimmt den Großteil seiner Aufgaben. In jedem Fall aber löst sie alle Probleme, räumt jedes Hindernis aus dem Weg, führt einen aufopferungsvollen Kampf mit allen Widrigkeiten. Kraft holen sich beide regelmäßig in ihrem Glauben, warten immer wieder auf ein Zeichen „von oben“, um eine Richtungskorrektur vorzunehmen. Dazu besuchen sie regelmäßig Messen, Andachten und suchen Beistand auch in Gesprächen mit den Geistlichen ihrer Gemeinde. In meinen Augen in jedem Fall besser als die pure Verzweiflung.

In den letzten zwölf Monaten wurde der Alkoholkonsum alltäglich und er gehört inzwischen zum akzeptierten täglichen Leben. Eine Verhaltensveränderung, das Aufstellen von Regeln, Umsetzung von Konsequenzen und der Versuch, Einsicht zu vermitteln, wurden bisher konsequent abgelehnt. Zu stark war der trinkende Ehemann in den

Tagesablauf eingebunden und die Frau übernahm endgültig die Verantwortung für Existenz und Familie.

Eine Selbstreflexion und ein Erkennen der großen Gefahr eines Zusammenbruches fehlen inzwischen völlig. Aus den Gesprächen in Selbsthilfegruppen und den Diskussionen mit anderen Betroffenen, auch auf der Facebook-Ebene, nimmt sie nur noch die Ansätze mit, die ihren eigenen Theorien und Ansichten entsprechen. Abstruse Gedankengänge wie: Alkoholismus ist verursacht durch Umwelteinflüsse und medizinische Versuche, Alkoholismus ist keine Krankheit, jeder Alkoholiker kann sofort aufhören und Heilung auf Naturheilbasis ist besser als jede Langzeittherapie, bestimmen heute ihre Gedanken. Besonders kurios: Sie selbst ist seit Jahren co-abhängig, postet inzwischen als solche in einer Facebook-Gruppe mit aktiven Abhängigen und bietet an, die Mitglieder „zu heilen". Mehr dazu folgt später zum Thema „Reale SHG oder Facebook".

Um die Schilderung abzukürzen: Ich habe das Gespräch beendet, denn hier kann ich keine Unterstützung leisten. Wenn die Angst vor dem Alleinsein, dem Verlust der Familie (es gibt zwei Kinder) und der Realitätsverlust so groß sind, das fast Wahnvorstellungen auftreten, sind alle Argumente wirkungslos. Besuche von Hausarzt, Psychologen, Selbsthilfegruppen oder Therapiegruppen werden inzwischen abgelehnt und jede Diskussion endet im Versuch, mit eigenen Argumenten eine Erklärung für das Co-Abhängigkeitsverhalten zu finden und das Verhalten zu begründen.

Ich bin nicht immer der gleichen Meinung wie die Betroffenen, es kommt auch vor, dass die Chemie nicht stimmt oder dass menschliche Gründe eine Betreuung unmöglich machen.

So heftig wie bei dieser Betroffenen habe ich die Verstrickung in der Co-Abhängigkeit noch nie erlebt. Eine Weiterführung ist derzeit nicht mehr möglich, ich hoffe, dass die Betroffene in ihrem Umfeld Menschen findet, die ihr helfen, den richtigen Weg zu finden. Loslassen ist in diesem Fall meine einzige Möglichkeit, ihr dabei zu helfen. Ich wünsche ihr Einsicht zu einem Zeitpunkt, der dem körperlichen Zusammenbruch zuvorkommt. Die Situation beschreibe ich, um zu dokumentieren, dass auch der Betreuende in die Situation des Loslassens kommen kann und dann unbedingt reagieren muss; dies auch in seinem eigenen Interesse und zum Schutz der eigenen Gesundheit.

2.5. Eltern-Kind-Abhängigkeit

Zur Unterstützung meiner eigenen täglichen Arbeit gründete ich auf Facebook eine Gruppe mit der Bezeichnung „Hilfeschrei". Hier sollten Betroffene die Möglichkeit zum Austausch erhalten. Ähnlich wie bei den Lotsen war ein direkter Kontakt von Ex-Betroffenen zu aktuell Betroffenen geschaffen worden. Der nachfolgende Beitrag kommt von einer Betroffenen, die mich dort unterstützte und zu der ich inzwischen ein freundschaftliches Verhältnis entwickelt habe. Die Gruppe gibt es nicht mehr, der Kontakt ist geblieben. Sie war und ist selbst Betroffene und bringt ihre Situation, aber auch das Erleben von vielen anderen Menschen in Kurzform auf den Punkt.

„Das Ausmaß vom Drogenmissbrauch meines Sohnes habe ich bei (s)einer Gerichtsverhandlung erahnen können:

Mit elf Jahren hat er angefangen zu kiffen.

Mit vierzehn Jahren kamen die ersten Amphetamine dazu.

Mit sechzehn Jahren dann noch Alkohol, Tabletten, Heroin – immer mal zum Wochenende.

Mein Sohn lebte aus beruflichen Gründen (ich hatte Schulungen und war eingespannt) überwiegend bei den Großeltern, mit achtzehn Jahren zog er dann komplett aus. Die erste eigene Wohnung teilte er sich mit einem Freund.

Seine geschwollenen Augen, sein teilweise ungepflegtes Erscheinungsbild schob ich auf Heuschnupfen, Allergien und auf die Jungs-WG.

Unser Kontakt wurde immer angespannter. David zeugte vier Kinder mit vier verschiedenen Frauen und heiratete zweimal (das 2. Kind, Jan, lebt als Pflegekind bei mir).

Er schlug sich öfter, wurde (wahrscheinlich schon mit vierzehn Jahren) kriminell und benötigte immer für irgendwas Geld. Mal war es eine Stromnachzahlung, mal neue Schuhe. Ich unterstützte ihn immer, trotz meines Wissens um seine Abhängigkeit.

Mittlerweile war David beim Alkohol angekommen. Zwischen seinem siebenundzwanzigsten und zweiunddreißigsten Lebensjahr hat er sechs oder sieben Entzüge gemacht und nach kurzer Abstinenz wurde der Konsum immer mehr. Mein letzter Wissensstand: Zwei bis drei Liter Schnaps oder Wodka müssten es schon täglich sein.

Mein Sohn ist heute dreiunddreißig Jahre und ich weiß, dass ich es nicht zu verantworten habe, was er mit und aus seinem Leben macht.

Stellenweise habe ich unseren Enkel (Pflegesohn) mit David verglichen; das hat uns das (Zusammen-)Leben nicht gerade einfacher gemacht, zu sehr wurde ich an meinen Sohn und seine Verfehlungen erinnert. Heute sehe ich Jan unabhängig von seinen Eltern und auch hier hoffe ich, dass sich das nicht mehr ändert. Wenn ich wieder in alte Verhaltensmuster abrutsche, habe ich aber mittlerweile selbst einen Therapeuten, der mich unterstützt.

Ich habe mich oft gefragt:

Wie habe ich das Loslassen geschafft?

Wie bin ich dahin gekommen, wo ich heute stehe?

Losgelassen habe ich wohl nur zum Teil, es ist immer noch eine Herausforderung. Stark und ablehnend zu bleiben, schaffe ich nur durch Selbstreflexion. Ich hinterfrage mein Handeln, mein eigenes körperliches und seelisches Wohlbefinden. Und ich stelle mir die Frage, was habe ich – und letztendlich auch Davids Sohn – davon, Davids Leben so mitzugehen und den Absturz auch noch zu unterstützen? Eine klare Antwort darauf gibt es nicht."

2.6. Abhängigkeit im Beruf

Als leitender Angestellter war es mir nicht möglich, im Betriebsrat tätig zu sein, sehr wohl aber erwartete der Betriebsrat Unterstützung von mir. Da ich im gesamten Unternehmen, sowohl in den unteren als auch in den oberen Firmenstrukturen, offen mit meiner Alkoholsucht umgegangen war, entwickelte sich ein Vertrauensverhältnis zu Betriebsrat, Personalabteilung und den Mitarbeitern. Wenn es um das Thema Alkohol im Betrieb ging, wurde ich zu Diskussionen gebeten, half beratend oder ich versuchte selbst, in Einzelgesprächen mit den Betroffenen eine Veränderung zu erreichen. Aber nicht nur Alkoholkranke kamen zu mir, auch Kollegen, die einen anderen Kollegen bei der Arbeit beobachteten, sprachen mich an. Vor nicht allzu langer Zeit wurde ich mit folgender Situation konfrontiert. Bei meinem Arbeitgeber handelte es sich um einen sehr großen Versandhandelsbetrieb, die technische Ausrüstung war sehr vielfältig. Von elektrischen Transportbändern, Förderfahrzeugen, Sortieranlagen und hohen Regalanlagen bis hin zu den Firmenfahrzeugen war alles an Technik vorhanden, was zur Bewältigung der Arbeit diente und auch sicherheitstechnischer Betrachtung unterlag.

Dima (Kosename für Dimitrij), ein Mitarbeiter aus dem Versand, kam zu mir und bat um Rat.

Die Kernaussage: Mein Vorgesetzter ist fast immer betrunken, aber ich habe Angst, etwas zu sagen.

Seit einigen Jahren hatte sich Dima mit seinem Hauptabteilungsleiter angefreundet, sie respektierten sich und verbrachten inzwischen auch einen Teil der Freizeit miteinander. Beide waren Fans des gleichen Bundesligavereins, besuchten zusammen die Heimspiele und auch die Familien waren sich nähergekommen. Sie mochten sich, und je länger sie zusammenarbeiteten, desto besser ging es Dima im Betrieb. Er hatte als

Mitarbeiter einer Zeitarbeitsfirma begonnen, war dann als Lagerarbeiter übernommen worden und leitete zuletzt als Schichtleiter eine Gruppe von Kräften, die Ware in ausgehende Sendungen packte, er hatte seinen Status erheblich verbessert. Je näher er aber an seinen Chef heranrückte (räumlich und beruflich), desto mehr fiel ihm das Verhalten des Chefs auf. Unbeherrscht, immer mit Vorsicht zu genießen, launisch, manchmal unkontrolliert in den Bewegungen und immer mit einem leichten Alkoholgeruch umgeben. So schilderte er sein tägliches (Arbeits-)Leben:

„Herr Thom, ich beobachte seit Jahren, dass mein Chef trinkt, aber ich weiß mir nicht mehr zu helfen. Ich sehe, wie er in 8 Meter Höhe über die Versandstraße klettert, wie er über die laufenden Förderbänder steigt und, vor allem, wie er sich abends in sein Auto setzt, um nach Hause zu fahren. Viele meiner Kollegen haben das gesehen, auch dass er immer wieder in sein Büro geht, die Tür abschließt und nach 15 Minuten mit roten Augen, nach Pfefferminz riechend und ‚völlig entspannt‘ zurückkommt, das sehen fast alle. Am Anfang habe ich mir gesagt, Dima, du spinnst. Er ist Chef und das macht der nicht. Dann habe ich mir gesagt, es ist seine Sache, er muss wissen, was er macht. Ich kann ihn auch nicht verraten, denn er ist mein Freund. Er hat Vertrauen zu mir und ich habe auch Angst, meinen Job zu verlieren. Ich verdanke ihm viel, denn wenn er nicht wäre, dann hätte ich den Job nicht. Ich wurde oft von den Kollegen gefragt, ob er trinkt, immer habe ich gesagt, ihr spinnt doch. Kümmert euch um eure eigenen Angelegenheiten. Einmal hat ein Kollege ihn in der Werkstatt mit einer Flasche Schnaps gesehen und es der Personalabteilung gemeldet. Der Chef hat es abgestritten, es gab niemanden, der es noch gesehen hat, und seitdem hatte der Kollege immer nur Ärger und ist nach drei Monaten aus der Firma gegangen. Der Druck war zu hoch geworden.

Das alles wollte ich nicht mitmachen. Dann hat mich auch die Frau vom Chef angesprochen und hat mich gefragt, ob wir häufig in der Firma feiern und trinken, ihr Mann würde immer so nach Alkohol riechen und er wäre aggressiv. Ich habe gesagt, ja, das kommt schon häufiger vor und manchmal gehe ich mit ihrem Mann abends noch ein Bier trinken, aber immer nur ein oder zwei, mehr nicht. Sie hat dann aufgehört zu fragen, ob sie mir geglaubt hat, weiß ich nicht, glaube aber eher nein.

Auch das Personalbüro hat mal bei mir nachgefragt. Sie wissen, dass wir befreundet sind, und haben mich gebeten, ihnen ehrlich zu sagen, ob mein Vorgesetzter trinkt. Ich habe das natürlich abgestritten, denn ich bin kein Verräter, Denunziant und er ist schließlich mein Freund.

Es wird aber immer schlimmer, ich sehe ihn in der Firma kaum noch nüchtern. Wir gingen viele Jahre immer morgens zusammen in die Kantine zum Frühstück. Das macht er nicht mehr, er geht in sein Büro und schließt von innen ab. Was er in den zwanzig Minuten macht, weiß ich nicht, ich denke aber, er trinkt. Mittags geht das genauso. Er verschwindet in seinem Büro und will von niemand gestört werden. Seit einigen Wochen gehen wir auch nicht mehr zusammen nach Hause, er setzt sich in sein Auto und ich habe es häufig bei einer Kneipe am Ortsausgang gesehen. Manchmal sagt er mir Bescheid, dann rufe ich seine Frau an und sage dort, dass er noch in Besprechungen ist und später kommt. Einmal hat seine Frau abends in der Firma angerufen und nach ihm gefragt, er war nicht zu Hause und der Pförtner hat gesagt, er sei schon lange weg. Am nächsten Tag habe ich seine Frau angerufen und ihr erklärt, dass wir ‚versackt‘ sind und einen Geburtstag gefeiert haben. Inzwischen fährt er auch tagsüber mit dem Firmenwagen zu einer Kneipe in der Nähe und auch am Kiosk habe ich ihn schon gesehen.

Letzte Woche war es ganz heftig. Wir haben in der Firma gelbe Streifen, darin kann man laufen, sollte aber die Linien nicht überschreiten, weil Gabelstapler und elektrische Transportkarren permanent hin und her fahren. Mein Chef kam aus seinem Büro und rannte quer durch den Betrieb. Er rempelte dabei einen jungen Auszubildenden an, der stürzte, fiel zu Boden und wäre beinah unter einen Gabelstapler gefallen. Ein anderer Kollege riss ihn gerade noch zur Seite, denn der Gabelstapler fuhr rückwärts und der

Fahrer konnte ihn nicht sehen. Mein Chef war außer sich und beschuldigte den Jungen, dass ER Schuld trage, er sei in meinen Chef gerannt und nicht umgekehrt. Der Vorfall war von sechs Kollegen gesehen worden und alle waren sich einig, der Chef war der Verursacher.

Ich habe Angst, dass etwas passiert, deshalb meine Frage, was mache ich?"

In diesem Fall handelt es sich ebenfalls um eine Art der Co-Abhängigkeit, denn eine Vielzahl an Faktoren kommt hier zusammen. Die Angst vor dem Verlust des Arbeitsplatzes, das Gefühl, „er ist mein Freund", die Gefahr, „ein Verräter zu sein", und die Unsicherheit, das Falsche zu tun.

Viele der Kollegen haben den Chef geschützt, haben Arbeiten für ihn übernommen, haben einen Schutzwall um den Betroffenen gebildet und dabei schlicht gehofft, auch Vorteile mit ihrem Verhalten zu erreichen.

Der Chef war sich sicher, nicht aufzufallen, steigerte seinen Konsum und regierte seine gesamte Abteilung diktatorisch. Immer wissend: Die wollen ihren Job nicht verlieren. Er suchte sich aber auch Trinkkumpane unter den Mitarbeitern und nutzte deren Abhängigkeit.

Das Problem der Abhängigkeit von Beruf, mitspielen zu müssen, nicht frei und unabhängig agieren zu können, kommt häufig vor. Menschen, die unter Einfluss von Alkohol, Drogen oder anderen berauschenden Mitteln stehen, also Mitteln, die die Arbeitsfähigkeit beeinflussen, müssen gemeldet werden. Der nächste Vorgesetzte muss prüfen, ob der Betroffene die Arbeit noch ohne Gefährdung für andere ausführen kann. In den meisten Fällen folgen dann aufklärende, beratende oder fordernde Gespräche und in der letzten Konsequenz auch die Trennung vom jeweiligen Mitarbeiter. Ich halte nichts von der Androhung: „Wenn du nicht zur Entgiftung/Entzug gehst, werden wir dich entlassen", denn ein Entzug unter Druck ist meist nicht erfolgreich. In meiner praktischen Tätigkeit habe ich immer versucht, die Betroffenen zum Besuch einer Selbsthilfegruppe zu bewegen, einen Arzt zu konsultieren, einen Psychologen einzuschalten, oder habe die Betreuung für einen kurzen Zeitraum selbst übernommen. In Einzelfällen ist es aber auch zu einer Entlassung gekommen, die Sicherheit der anderen Mitarbeiter war immer wichtiger und die Uneinsichtigen konnte ich nicht schützen.

Mit Dimas Chef lief das übrigens auch so. Er verweigerte die Besuche zur Beratung, wurde erst zurückgestuft und für eine weniger verantwortungsvolle Arbeit eingesetzt, später dann entlassen, weil die Sicherheit im Betrieb vorging. Nach seiner Entlassung wurde seine Alkoholsucht auch in Familie und Umfeld öffentlich, seine Familie hat heute keinen Kontakt mehr zu ihm, auch der Kontakt zu mir ist (leider) abgebrochen.

3. Gesundheitliche Schäden

Die Folgen einer Co-Abhängigkeit sind für den davon Betroffenen genauso verheerend wie die Suchterkrankung für den Partner. Das Leben verändert sich in großem Maße und es kommt zu Veränderungen in den sozialen Bereichen, denn im Freundes-, Bekannten- und Kollegenkreis werden die Kontakte reduziert, meist aus einem Schamgefühl heraus. In Gesprächen mit Ärzten erfuhr ich von den folgenden Symptomen, die ebenfalls auf eine Co-Abhängigkeit hinweisen können:

- Kopf und Rückenschmerzen
- Hörsturz
- Angststörungen
- Atemprobleme
- Hoher Blutdruck
- Krebserkrankungen
- Depressionen
- Burn-out (durch die ständigen Belastungen)
- Herz-, Magen-, Darmerkrankungen

Kopfschmerzen und Verspannungen gehören ebenso dazu wie die Gefahr, dass der Betroffene selbst abhängig wird. Dabei geht es dann nicht unbedingt um die gleichen Suchtmittel wie die des Partners, sondern eher um Schmerz- und Beruhigungsmittel, aber auch dem Missbrauch von Nahrungsmitteln. In der Fachpresse wird oft beschrieben, dass sich in Familien über Generationen ein Suchtkreislauf entwickelt. Grundsätzlich kann mit Prävention und entsprechenden präventiven Maßnahmen ein solcher Kreislauf unterbrochen und Co-Abhängigkeit kann gestoppt werden.

3.1. Kinder

Insbesondere Kinder sind anfällig für Co-Abhängigkeit. Je früher ein Kind mit dem Suchtverhalten seiner Eltern in Berührung kommt, desto schwieriger wird der Weg aus dieser Falle. Kleiner Ausflug in das reale Leben: Im Rahmen meiner Betreuung hatte ich Kontakt zu einer Mutter, die seit Jahren trank, sich mir anvertraut hatte und auf meine Unterstützung hoffte. Über viele Monate führten wir zahllose Gespräche, Entgiftungen machte sie insgesamt vier, den Weg in die Langzeittherapie fand sie leider nicht. Immer wieder gab es Ereignisse, die den Weg in ein suchtfreies Leben für sie verhinderten. Oder anders formuliert: Sie wollte nicht trocken werden und nutzte jede Ausrede, die sich bot. Die beiden Kinder wurden zeitweise von ihrem Lebenspartner versorgt, es folgte ein Absturz nach dem anderen und ich reduzierte den Kontakt auf ein erträgliches Maß. Dies bedeutete, ich blieb erreichbar, aber nur noch für Notfälle. Eines Tages, es war etwa drei, vier Monate später, rief sie mich tränenüberströmt und schluchzend an. An diesem Tag wollte sie ihre Tochter aus dem Kindergarten abholen, stand in der Eingangshalle und wurde Zeugin eines Gespräches zwischen der Kindergärtnerin und der fast fünfjährigen Tochter.

Der Dialog im Original:

Kindergärtnerin: „Das musst du unbedingt deiner Mama sagen."

Tochter: „Mit Mama brauche ich am Mittag nicht mehr zu reden, sie ist dann immer besoffen."

Die Mutter brach weinend im Kindergarten zusammen, gelobte Besserung und Einsicht, und in meinem Gespräch mit ihr fand ich das erste Mal einen Zugang zu ihr. Dieses Schlüsselerlebnis hat dazu geführt, dass die Mutter nach der sofortigen Entgiftung, die wir verabredeten, auch umgehend in eine Langzeittherapie ging und seither (weitere fünf Monate) ein trockenes Leben führt.

Warum erwähne ich das Erlebnis? Das Kind steckte zu diesem Zeitpunkt ganz sicher fest in einer Mitbetroffenheit, hat aber das Verhaltensmuster der Familienstruktur unterbrochen, seine Gefühle gezeigt und offen ausgesprochen, wo der Schuh drückt. Dies (zufällig) zu einem sehr guten Zeitpunkt. Auf diese Weise haben beide von der Offenheit des Kindes profitiert. Die Mutter, weil sie konfrontiert von der Offenheit der Kleinen und der Qual, die das Kind in sich trug, zur Einsicht gekommen ist und (hoffentlich langfristig) ein trockenes Leben führen kann. Das Kind, weil es seine Mama wiederbekam und es ein hoffentlich sorgenfreies und kindgerechtes Leben führen wird.

Kinder bekommen alles mit, egal wie alt sie sind. Die Schwingungen innerhalb der Familie, Streit, Alkoholgenuss und auch die Gerüche. Nicht immer geht es so aus wie im eben beschriebenen Fall, die Prozesse können sich über Jahre erstrecken. Jahre der Qual, des Ekels, des Unverständnisses und der Hoffnungslosigkeit. Während einer Kliniklesung lernte ich eine junge Frau (dreiunddreißig Jahre alt) kennen, geboren und aufgewachsen in einem Dreihundert-Seelen-Dorf in Sachsen-Anhalt. Sie konnte sich erst spät aus der sogenannten Co-Abhängigkeit befreien und seit knapp fünf Jahren hilft ihr der Besuch einer Selbsthilfegruppe dabei. Ein bemerkenswertes Beispiel und ein Zeichen für: „Es ist nie zu spät zu handeln."

Sie erzählt das so: „Ich glaube, das erste Mal, als ich von Alkoholismus gehört habe, war in der Schule. Es ging um die Formen, in denen sich Alkoholismus äußern kann. Sei es periodisch oder im Quartal. Ich glaube ich war zwölf, vielleicht dreizehn. In welchem Fach davon berichtet wurde, kann ich nicht mehr sagen, aber ich weiß noch, dass es mir im Kopf blieb; lange. Aber warum? Wo andere schon wieder an den Schulschluss dachten oder die freie Zeit danach, dachte ich über diese Information nach. Eine Weile. Ich verglich es mit dem Verhalten meines Vaters. Und dass er immer wieder in regelmäßigen Abständen betrunken war, sehr betrunken, ausschweifend.

Bis dahin war es für mich normal. Normal, dass es einen Vater gab, für den der klare Schnaps zum guten Ton gehörte und der neben den Wasserflaschen im Keller stand. Es war normal, dass all seine Freunde mittranken oder sich regelmäßig dazu getroffen wurde. Es war normal. Es musste doch normal sein? Meine Mutter hat doch immer dabei gelacht, hat mitgemacht und ein Fest aus diesem Verhalten werden lassen. Beim Grillen, im Garten unter der Trauerweide.

War es normal, dass die Wochenabstände irgendwann immer kürzer wurden? Dass ich irgendwann genau wusste: Es ist Freitag, heute Abend ist er betrunken. Er wird im Keller sitzen und seinen geliebten Klaren trinken. Zunächst mit Freunden, irgendwann auch allein. Wenn ich mich zurückentsinne, dann erinnere ich mich, dass ich meine wenigen Freunde nach dem Trinkverhalten meines Vaters zu mir nach Hause eingeladen habe. Ich bewohnte oben im Haus die Wohnung. Ich bezog sie, nachdem die Mutter meines Vaters gestorben war. So war ein Freitagnachmittag meist noch okay und dann ‚mussten‘ wir aber meist auch los in die Stadt oder eben einfach irgendwo anders hin. Hauptsache, die Zeit war begrenzt und indirekt von mir koordiniert, damit auch ja keiner auf meinen Vater traf, der hier und da mal wieder bei uns reinblickte, grinsend und – wahrscheinlich nur für mich sichtbar – betrunken. Um der Scham zu entgehen, wurden die Treffen mit Freunden bei mir zu Hause immer seltener und so war ich immer unterwegs, sooft ich konnte, und wir haben uns woanders getroffen. Im Endeffekt war es eine Flucht, eine Flucht vor dem eigenen Zuhause, das normalerweise ja als Rückzugsort, als Ort der Sicherheit dienen sollte. Und dennoch immer mit dem Gedanken an ihn und was wohl gerade passieren könnte.

Als seine Mutter starb, wurde alles noch viel schlimmer. Ich erinnere mich an den Abend, an dem es im Keller laut polterte. Meine Mutter und ich rannten runter und da lag er auf dem Rücken. Er muss mit dem Kopf auf den Hundenapf gefallen sein. Er lachte, seine Nase leicht aufgeplatzt und blutig, und lag in der Wasserpfütze – und dabei lachte er einfach. Ein stattlicher Mann, zu dem ich immer irgendwie aufsah. Er lag wie ein Kind in der Pfütze und lachte einfach. Verzweifelt, kindlich, lächerlich, ich weiß nicht. Es war eine seltsame Mischung. Wir versuchten, ihn auf die Couch zu hieven. Da blieb er dann auch liegen. Danach suchten wir den Keller nach allen Flaschen ab, die er versteckt hatte, und meine Mutter goss den Inhalt ins Waschbecken. Was danach passierte, weiß ich nicht mehr. Ich weiß nur, dass das ein markanter Moment war, der sich tief in mein Gedächtnis gebrannt hat. Irgendwie weiß ich vieles nicht mehr aus meiner Kindheit und Jugend. Es kommt mir vor, als wären nur noch Fragmente da. Puzzleteile, die ich nur bedingt zusammensetzen kann. Vielleicht aus Selbstschutz?

Nur zu gut kann ich mich jedoch leider an die Wochenenden erinnern, an denen meine Mutter und ich auf der Couch im Wohnzimmer saßen, mit Blick auf die Kellertreppe, und nur darauf warteten, dass er aus dem Keller kam. Sich in die Wohnzimmertür stellte und grinste. Er stand da, lallte etwas vor sich hin, grinste, wollte freundlich und sorgend klingen, versuchte kurz, dem Film, der im Fernseher lief, zu folgen, und ging dann wieder. Zurück in den Keller. Alles, was blieb, waren wir. Erstarrt auf der Couch, schweigend. Niemand sagte was. Nur das Gefühl blieb, das Gefühl, dass ich wachsam sein muss, es könnte ja etwas mit ihm sein. Und statt zu schreien und aus meiner Haut und aus dieser ganzen Situation fliehen zu wollen, bin ich hier und da immer mal wieder in den Keller gegangen, um zu gucken, ob alles okay ist. Ob er noch atmet oder wie sehr er gerade betrunken ist. Manchmal habe ich mich zu ihm gesetzt und mit ihm einen Film geguckt. Unten im schummerigen Keller. Ich war immer im Zwiespalt zwischen Sorge und Mitgefühl, zwischen Aufpassen, Kontrolle und Wut. Erst jetzt, viele Jahre später, wird mir klar, wie viel ich meiner Kindheit beraubt wurde. Beraubt von einem Vater, der seine Wochenenden nach dem Alkohol ausrichtete, und einer Mutter, die alles dafür tat, dass keiner es mitbekam. Wo blieb ich bei der ganzen Geschichte? Nach außen war ich immer die Aufgedrehte, die

Verrückte. Die, die immer gut drauf war und alles im Griff hatte. Die, die organisiert war und alles in die Hand nahm. Innerlich eckte ich oft an. Damals dachte ich noch, es liegt an all den anderen. Diesen komischen Mitschülern, diesen komischen Lehrern … Jetzt weiß ich, dass meine Wahrnehmung eine ganz andere war. Eine verzerrte. Diese Anti-alles-Einstellung war meine Wut, meine Wut über die Dinge, die da zu Hause passierten und denen ich mich anpassen musste, ob ich wollte oder nicht. Ich hatte ja keine Wahl. Wenn man genau das vorgelebt bekommt und in diese Sache hineinwächst, dann nimmt man sie an. Man denkt, man kann damit leben und sich damit arrangieren. Man denkt, man kann mit der Wut und dem Verwirrtsein umgehen. Aber man kann es nicht. Wenn ich zurückblicke, sehe ich mich immer allein. Allein auf dem Schulhof, allein in den Gängen der Schule oder allein in meinem Zimmer. Ich glaube, ich war nie wirklich allein und es waren immer Freunde da, aber innerlich war ich allein. Allein mit mir selbst und meinem Gedanken, meinen Gefühlen. Meinen alles vorherrschenden Gefühlen. Diesem schlechten Gefühl zwischen den Rippen, das mir immer wieder die Tränen in die Augen treibt. Dieses schlechte, erdrückende Gefühl, mit dem ich aufgewachsen bin. Das Gefühl, das aufkommt, wenn ich daran denke, wie er betrunken dasteht oder betrunken die Treppe runterfällt, wie meine Mutter erstarrt war, immer wieder, überfordert mit der Situation. Oder wie sie neben mir auf meiner Couch lag und meine Hand hielt und weinte. Aber sie hielt nicht meine Hand, um mich zu trösten, sondern um sich zu trösten.

Diese verdrehte Welt, das war meine und es schien kein Ende in Sicht. Ich beobachtete mich manchmal von außen, nahm wahr, dass es zwischen zu Tode betrübt oder himmelhochjauchzend keine weiteren Ebenen für mich gab. Es gab nur Schwarz oder Weiß. Hell oder dunkel. Dieses innerliche Zerrissensein tat weh. Es tat weh, dass ich nicht wusste, wer ich war oder was ich wollte. Ich glaube, ich habe einfach nur funktioniert. Ich habe versucht, mich anzupassen und das Spiel mitzuspielen. Das falsche Spiel nach außen.

Nie und nimmer hätte ich mit jemandem jemals darüber gesprochen. Warum auch? Es bekam ja keiner mit. Zumindest dachte ich das damals. Ob es wirklich so war, ist eine ganz andere Sache. Mich hat jedenfalls niemand darauf angesprochen und damals wäre ich nie auf die Idee gekommen, bei meiner Mutter Hilfe zu suchen, wo sie doch selbst immer so hilflos schien. Einzig und allein mein schlechtes Gefühl zwischen den Rippen ließ mich wissen, dass das, was hier passiert, nicht richtig sein kann. Dass das alles nicht normal ist. Meine Scham war auch viel zu groß. Wenn ich bei Freunden zu Besuch war, erlebte ich andere Familien und den Umgang miteinander. Das erschien mir immer fremd und ich dachte eher, dass es die Ausnahme sei oder eine Seltenheit. Oder ich wollte mir das einreden.

Die körperliche Gewalt ist eine Sache, die mir nie in dieser Form wiederfahren ist, das hätte jemand gesehen und mir wäre vielleicht, aber auch nur vielleicht, Hilfe zuteilgeworden. Mir ist psychische Gewalt widerfahren. Ich habe sie erlebt in ihrer ganz eigenen passiven Facette. So kann ich mich noch heute bis ins Detail daran erinnern, dass ich ganz genau wusste, am Klang, wie er auf die Stufen der Kellertreppe trat, wie sehr oder ob er betrunken war. Ich weiß anhand jeder Geste, aus geraumer Entfernung, ob er getrunken hatte. Ich sah es an den Augen, an der Haut, ich hörte es an den Worten, die er benutzte, ohne dass er dabei lallte. Wo andere nie auf die Idee gekommen wären, dass dieser Mann unter Alkoholeinfluss stand, wusste ich es ganz genau und mit hundertprozentiger Sicherheit. Darauf waren meine Sinne geschärft, darauf war ich trainiert. Danach habe ich mein Verhalten und mein ganzes Dasein ausgerichtet. Durch dieses Verhalten habe ich mein Recht auf Kindsein beiseitegeschoben, es in eine Kiste gepackt und fest verschlossen. Ich habe gelernt, aufzupassen, wachsam zu sein, und immer gedacht, wenn ich das nicht bin, dann bricht alles auseinander. Ich war der Fels der Familie, ich war diejenige, die ein Lachen in die Runde gebracht hat, wenn die Situation angespannt war. Ich war diejenige, die darin geschult war, die besten Ausreden mit voller Überzeugung zu bringen, wenn jemand anrief und ihn sprechen wollte. Ich war Meister darin, meine Gefühle nach tief innen zu drängen und ein Bild der Freude nach außen zu zeigen. Zu zeigen, wie gut es mir ging und dass ich klarkomme. Mit allem und jedem. Ganz unausgesprochen, dachte ich, dass genau das meine Aufgabe sei, meine Aufgabe in dieser Familie und für mein Leben. Eine theatralische Meisterleistung.“

Mich hat die Schilderung der jungen Frau ergriffen, gepackt und durchgeschüttelt. Zeigt sie doch einmal mehr, wie tief die Angehörigen betroffen sind. Sie zeigt aber auch eindeutig, wie lange ein solcher Prozess dauern kann.

Aus meiner Sicht ist es zwingend erforderlich, dass Co-Abhängigkeit als ernst zu nehmende Krankheit deklariert wird und somit auch von den Kranken- und Rentenkassen so eingestuft wird. Beschreibt man die typischen Kriterien, so steht an der ersten Stelle: die völlige Selbstaufgabe und das geringe Selbstbewusstsein. Wie bereits vorher beschrieben, ordnet der Betroffene seine eigenen Bedürfnisse vollkommen unter und es fällt ihm schwer, Selbstvertrauen zu haben und auszustrahlen.

Gefühle gehören für den Co-Abhängigen zu einem No-Go. Emotionen, Wut, Angst, Traurigkeit, Bitterkeit werden unterdrückt, es wird nicht darüber gesprochen und oft enden solche Missstände in einer Depression.

Es gibt aber noch einen ganz wichtigen Aspekt, auf den ich in den letzten Tagen aufmerksam gemacht wurde. Ich beschreibe die Co-Abhängigkeit in allen Einzelheiten aus den Erfahrungen der letzten Monate und den vielen Gesprächen, die ich führte. Etwas zu kurz gekommen ist dabei die Erfahrung aus der eigenen Familie und aus dem Freundeskreis. Nicht jedes Familienmitglied wird co-abhängig, nicht jeder Angehörige muss zwangsläufig co-abhängig werden. Es gibt Ausnahmen und es besteht durchaus die Möglichkeit der „Gesundung ohne äußere Einflüsse“. Ich möchte dies erläutern an einem einfachen Beispiel:

Mann, seit vielen Jahren schwer abhängig, Frau zeigt Ansätze von Co-Abhängigkeit. Mann durchläuft das Prozedere: Entgiftung, Langzeittherapie und kommt nach sechs Monaten zurück in die heimische Umgebung. Die Frau hat inzwischen das Leben im Haus neu geordnet. Sie hat bereits kurz vor der Entgiftung ihr Umfeld informiert, viel für sich getan und auch den einzigen Sohn mithilfe von Therapeuten unterstützt. Einziges Ziel: Basis für ein neues und suchtfreies Leben. Voraussetzung: Kein Rückfall und die klare Ansage: „Passiert es, bin ich weg!" Klingt in dieser kurzen Form nicht unbedingt plausibel und nachvollziehbar, ist aber tatsächlich genau so passiert. Unterschied zu früher: Dem Mann war völlig klar: Diesmal meint sie es ernst und er ist immer noch trocken. Durch das konsequente Verhalten der Frau, mit Eigendisziplin und dem unumstößlichen Willen, diesen Weg zu gehen, sind Folgesymptome ausgeblieben.

4. Wege aus der Co-Abhängigkeit

Was aber kann man tun, um aus der Co-Abhängigkeit zu kommen? Wie kann sich ein Betroffener aus der Falle befreien und was können wir tun, um die Menschen dabei zu unterstützen?

Zunächst einmal muss der/die Betroffene erkennen, dass er/sie selbst abhängig geworden ist. In meinen Gesprächen weise ich immer wieder darauf hin, dass Selbstvertrauen, Selbstbewusstsein und etwas Egoismus die Grundpfeiler für eine Gesundung bilden können. Hinzu kommt der offene Umgang mit den Problemen. Dies gilt für das eigentliche Problem des Suchtkranken (Vertuschungen, Lügen, in Schutz nehmen) und um einen offenen und schonungslosen Umgang mit den eigenen Gefühlen und Empfindungen. Wer offen mit seinen Gefühlen umgeht, über seine Beziehung reden kann, selbstbewusst durchs Leben geht und sein Leben eigenverantwortlich steuern und bewältigen kann, läuft selten Gefahr, in eine Co-Abhängigkeit zu geraten.

„Gefahr erkannt, Gefahr gebannt", sagt ein altes Sprichwort, aber ganz so einfach ist es sicherlich nicht.

Dr. Reinhold Aßfalg formuliert es so:

„5 Punkte zur Therapie und Prävention von Co-Abhängigkeit, entwickelt in einer Suchtklinik:

- Ein besseres Verständnis der Abhängigkeitserkrankung entwickeln.
- Übung in der Wahrnehmung eigener Gefühle und Impulse. Gefühle zeigen uns die Wirklichkeit so, wie sie von innen her ist.
- Wieder (miteinander) sprechen lernen. Im offenen Gespräch geht es darum, symbiotische Erwartungen, Rollenzuschreibungen und Rollenverschiebungen aufzudecken.
- Das Leid als Teil des Lebens zu akzeptieren. Es gibt schmerzliche Erfahrungen, die man sich und anderen nicht ersparen kann.

- Selbstwertgefühl entwickeln und stärken: Wer aus seiner Kindheit ein gewisses Maß gesunden Selbstwertgefühls mitbringt, hat ein wirksames Mittel gegen Co-Abhängigkeit."

Grundsätzlich sollte der Co-Abhängige die Zielsetzung verfolgen, selbst zu gesunden und ein selbstbestimmtes und glückliches Leben zu führen. Stand bisher der suchtkranke Angehörige oder Partner im Mittelpunkt, sollte jetzt der Fokus auf die eigene Person gerichtet werden.

Wie kann sich ein Mensch aus der Co-Abhängigkeit befreien?

Gibt es Ansätze, die dem Betroffenen einen Ausstieg ermöglichen?

Wenn erste psychosomatische Beschwerden auftreten, eine psychische Störung diagnostiziert werden kann oder körperliche Erkrankungen vorliegen, ist die Unterstützung eines Facharztes angeraten. Der „normale Weg" beginnt im Allgemeinen mit dem Besuch beim Hausarzt oder einem Arzt, dem man vertraut, dem sich der/die Betroffene öffnen kann. Einer der wesentlichsten Punkte besteht in der Anerkennung der eigenen Abhängigkeit. Der Betroffene muss akzeptieren, abhängig zu sein, und aufhören, die Abhängigkeit permanent zu leugnen und sich selbst zu belügen. Dies ist allerdings mit äußerster Vorsicht zu behandeln, denn der Begriff „Co-Abhängigkeit" ist oft negativ belastet. Ein erfahrener Arzt, danach Psychologe und/oder Therapeut wird sich der Thematik entsprechend vorsichtig nähern.

Die Betroffenen haben einen eigenen Informations- und Handlungsbedarf und der Hausarzt sollte sich überlegen, welche Beratungsangebote, Informationen und Behandlungen er anbieten kann. Dies gilt auch für eventuelle Selbsthilfegruppen im eigenen Einzugsbereich. Um kurzfristig Informationen zu erhalten, einfach „mal googlen". Einfach in die Suchmaske die Begriffe „Suchthilfe" und den eigenen Wohnort eingeben. In der Regel findet man auf den ersten zehn Positionen Ansprechstellen oder Ansprechpersonen mit dem Know-how der Erstinformation. Ein Hinweis auch hier: Kommt es zum Erstkontakt über eine Selbsthilfegruppe, niemals gleich bei der ersten Gruppe sagen: Hier bleibe ich. Besser zwei oder drei Gruppen testen und erst dann entscheiden. Sich auch nicht davon entmutigen lassen, dass die Altersstruktur nicht passt oder der Erstling unqualifizierte Äußerungen kassiert, wie mir aus einer Gruppe der Anonymen Alkoholiker beschrieben wurde. Die junge Frau (27) bekam die volle Breitseite des Gruppenleiters: „Du bist doch noch viel zu jung, um suchtkrank zu sein." Sicherlich eine Ausnahme, denn die meisten Gruppen gehen sorgsam mit den Menschen um, aber in diesem Fall war die Betroffene völlig verunsichert und nahm erst nach einigen Gesprächen die Suche nach einer passenden Gruppe erneut auf. Ich bin ein absoluter Verfechter für Selbsthilfegruppen, aber dazu später mehr.

Generell muss gesagt werden:

Co-Abhängige leiden leise und haben verlernt, über die eigenen Gefühle und das eigene Befinden zu reden. Ein erster Schritt bedeutet eine Öffnung nach außen, ein offener Umgang und eine Beendigung des Schweigens.

In diesem Zusammenhang muss er auch lernen, die Verantwortung für sein (eigenes) Leben wieder selbst zu übernehmen. Dies bedeutet ein konsequentes Verhalten gegenüber dem Suchtkranken, aber auch sich selbst. Das alte Verhalten, Drohungen auszusprechen und diese dann nicht einzuhalten, muss ebenfalls konsequent unterlassen werden.

Die Deutsche Hauptstelle für Suchtfragen e. V. (DHS) schreibt dazu:

„Die Devise für die Auseinandersetzung mit den abhängigen Partnern lautet: ‚Hilfe durch Nicht-Helfen', wobei Nicht-Helfen nicht Nichts-Tun bedeutet. Es geht vielmehr darum, die laufende Unterstützung bei der Bewältigung des Alltags des Suchtkranken zu unterlassen. Abhängige Menschen sind auf die Anerkennung des Umfeldes angewiesen. Wenn Fehler sichtbar werden, sind sie gezwungen, die Realität wahrzunehmen und wieder selbst die Verantwortung für ihr Leben zu übernehmen."

Dazu gehört im Weiteren auch die Erkenntnis und die Akzeptanz, dass der Angehörige (Suchtkranke) sein eigenes Leben zu führen hat und die

Konsequenzen seines Handelns selbst bestimmt. Die Verantwortung tragen der Süchtige und der Betroffene jeweils selbst. Hilfen bei der Bewältigung von alltäglichen Dingen des jeweils anderen sind zu unterlassen und die Befürchtung, dass der andere versagen könnte, muss der Vergangenheit angehören.

Es muss zu der Erkenntnis kommen, dass am Trinkverhalten des Partners nichts geändert werden kann. Nicht mehr drohen, nicht mehr kontrollieren, nicht mehr lügen, nicht mehr verwöhnen und, vor allem, nicht mehr für ihn lügen. Keinesfalls mehr auf Diskussionen einlassen und das Verhalten des Süchtigen tolerieren. Leichter gesagt als getan. Ein Alkoholkranker braucht sein Schlüsselerlebnis, um aus der Sucht aussteigen zu können, das Spektrum der Erfahrungen in diesem Fall reicht von der Trennung des Partners oder der Familie über gesundheitliche Schäden bis zum „Erreichen der Gosse". Aber auch dies ist kein Garant für eine Erkenntnis, manche Menschen schaffen den Absprung nie.

Um aus der Co-Abhängigkeit auszusteigen, gelten leider fast die gleichen Regeln. Der Betroffene muss oft auch diese bittere Erfahrung machen und braucht ebenfalls ein Schlüsselerlebnis, um zu begreifen und zu akzeptieren, dass er mitbetroffen ist. Der Begriff „Co-Abhängigkeit" wird häufig falsch verstanden und es wird angenommen, dass der Betroffene „mittrinkt". Wie bereits beschrieben, kann die Abhängigkeit in einer eigenen Abhängigkeit enden, dies ist aber nicht mit dem Konsum von Suchtmitteln verbunden.

Grundsätzlich müssen die Betroffenen ihre Abhängigkeit als Krankheit anerkennen und offen mit der Betroffenheit umgehen.

Wie beim Suchtkranken ist die Selbsterkenntnis die sicherste Basis für einen Weg aus dem Weg der Mitbetroffenheit.

Verursacht durch ungute Gefühle, Traurigkeit und Leere, wenn man allein ist. Festzustellen, dass man keine Aufgabe hat, wenn der andere nicht da ist, die Abhängigkeit und Unsicherheit zu spüren und festzustellen, dass das eigene Selbstwertgefühl im Keller ist. Dies alles können Faktoren für eine

Selbsterkenntnis sein.

Der offene Umgang mit dem Problem des Partners (dem Alkoholiker) ist ein wesentlicher Bestandteil. Nichts mehr verschweigen, offen mit dem Trinkverhalten umgehen. Keine Verantwortung mehr für den anderen übernehmen und erkennen, dass wir die Krankheit des Alkoholikers nicht beenden können. Dem Trinker klarmachen, dass ER allein für sein Handeln verantwortlich ist und dass die Zeit des Verstehens und der Toleranz vorbei sind.

Die eigenen Bedürfnisse und Wünsche in den Mittelpunkt rücken, Selbstvertrauen und Selbstwertgefühl aufbauen und ein wenig Egoismus entwickeln. Co-Abhängige oder Betroffene sind daran gewöhnt, ihre Umwelt zu betrachten, sie wollen, dass andere sehen, was sie leisten, und sie wollen andere Menschen glücklich und zufrieden machen. Sie wollen Dankbarkeit erzeugen, wollen „retten" und wollen Anerkennung bekommen, um die eigene Selbstbestätigung zu erreichen.

Egal wie ausgelaugt der Betroffene ist, er macht weiter und unterstützt bis zum ultimativen Zusammenbruch. Die eigenen Gefühle nimmt der Co-Abhängige überhaupt nicht mehr wahr, er kann Gefühle seines Umfeldes intuitiv bemerken, neigt aber zum Verlust der eigenen Gefühle generell. Dabei sind diese, wenn sie denn doch vorhanden sind, meist unerträglich.

Trauer, Leid, Wut, Liebe und Angst äußern sich übermäßig und werden als Hilflosigkeit, Selbstlosigkeit oder massive Wut ausgedrückt. Im Fall von Trauer oder Leid geht es bis zum hilflosen Tränenausbruch.

Der Betroffene muss lernen, dass der wichtigste Mensch im Leben er selbst ist. Er muss lernen, sich selbst zu lieben, sich akzeptieren, wie er ist, und den eigentlich Suchtkranken loslassen. Der Betroffene muss wieder lernen, Freude zu empfinden, ohne Rücksicht auf sein Umfeld und ohne Rücksichtnahme auf den Suchtkranken.

Neben den bereits geschilderten Faktoren Selbstvertrauen, Selbsterkenntnis und Selbstwertgefühl muss auch die Selbstachtung wiedergefunden werden. Sich selbst wieder in den Mittelpunkt des Lebens zu stellen, oder besser: endlich, sich selbst in den Mittelpunkt des Lebens zu stellen, sollte Basis für ein neues Leben bilden.

Nicht vergessen möchte ich den Anstoß von außen!

Ein guter Hausarzt sollte, wenn ein Suchtkranker sich dort outet, direkt das häusliche Umfeld in die Betrachtungsweise mit einbeziehen. Meldet sich ein Alkoholiker in der Entgiftung oder geht in die Langzeittherapie, sollte, aus meiner Sicht, unbedingt ein Gespräch über das Umfeld des Suchtkranken erfolgen. Acht bis zehn Millionen Betroffene sprechen eine deutliche Sprache – und dass diese Zahlen bis zu drei Millionen betroffene Kinder beinhalten, ist einer der Gründe für dieses Buch. Generell sind die Sucht-, Drogen- und andere suchtspezialisierte Beratungsstellen die eigentlichen Ansprechpartner für Angehörige und Kinder von Suchtkranken. Inzwischen sind aber die meisten Selbsthilfegruppen in der Lage, eine „Erstbetreuung" vorzunehmen und die entsprechenden Anlaufstellen zu benennen.

Zum Abschluss dieser Ausführungen noch eine Anmerkung:

In Zeiten des Internets ist es ein Leichtes, Informationen zu sammeln, Aussagen zu überprüfen und Wissenswertes zu erfahren. Zu jedem Thema gibt es Informationen und jede Aussage wird aus unzähligen Sichten betrachtet und beurteilt. Viele meiner Aussagen, die dargestellten Fakten und Thesen führen unweigerlich zu Diskussionen und genau dies möchte ich erreichen. Die Co-Abhängigkeit oder die Betroffenheit als Krankheitsbild weiter in den Mittelpunkt unseres Lebens zu führen, Aufmerksamkeit zu entwickeln und den betroffenen Menschen eine Stimme zu geben, ist eines meiner Ziele für die Zukunft.

Wer mir nicht glaubt, dass dies wichtig oder überzogen ist, der sollte sich die folgende (wahre) Begebenheit durch den Kopf gehen lassen:

Eine Mutter (Betroffene) und Ehefrau eines alkoholkranken Menschen führte mit ihrer 5-jährigen Tochter ein Gespräch über den Vater. Wohlgemerkt, es geht um eine bevorstehende Trennung und das Kind wird in

Zusammenarbeit mit einem Psychologen auf die Trennung vorbereitet. „Der Papa ist krank, er will aber nicht, dass es jemand merkt, deshalb macht er es heimlich, erzählt niemandem etwas davon und er will auch nicht, dass es jemand erfährt."

Die Kleine antwortete: „Aber Mama, das ist doch wie lügen und lügen darf man doch nicht."

Mich hat diese Antwort berührt.

Viel zu kurz gekommen ist das Verhältnis von Eltern zu ihren suchtkranken Kindern. Ich habe das Thema bereits einmal angerissen, aber gerade diese Co-Abhängigkeit halte ich für besonders heftig. Der seelische Druck, die Angst, bei der Erziehung versagt zu haben, und eben auch hier der Verlust des Selbstwertgefühls der Eltern spielen entscheidende Rollen. Die Tatsache, dass ein Kind ja in die Familie geboren wird, also keine Schuld am Umfeld hat, erschwert die Situation. Einen Partner kann man verlassen, aber ein Kind im Stich lassen? Hinzu kommt der immense Druck von außen, die Meinung der Nachbarn, des sozialen Umfeldes und den Strukturen in Schule und Beruf. „Hätte ich die Suchtkrankheit meines Kindes verhindern können?", „Durch Nichtstun reguliert sich wieder alles (er wird schon wieder aufhören)" oder „Wir reden mit ihm/ihr, dann lassen sie es", sind nur einige der Trugschlüsse.

Ein Loslassen/Fallen lassen in dieser Konstellation ist fast unmöglich, aber auch hier gilt die gleiche These wie in den vorangegangenen Situationen. Eine permanente Bezahlung der Kosten, das Beschaffen von Suchtmitteln, die Entschuldigungen und Lügen, die Deckung von kriminellen Handlungen und die permanente Übernahme der Schuldgefühle, führen in den Verderb, in die Co-Abhängigkeit und in die Hoffnungslosigkeit.

4.1. Im beruflichen Umfeld

Die Symptome bei den Betroffenen sind identisch mit denen aller anderen Co-Abhängigen oder Mitbetroffenen. Im ersten *Buch Alkohol – Die Gefahr lauert überall!* habe ich auf meine eigene Co-Abhängigkeit hingewiesen. Dies betrifft nicht nur die Jahre, in denen ich selbst an der Flasche hing, sondern es zog sich durch mein gesamtes berufliches Leben. War es während der Lehrzeit die Beschaffung von einer Flasche Wein für den Substituten, das gemeinsame Trinken mit dem Abteilungsleiter oder später das Decken von Verfehlungen netter Kolleginnen und Kollegen. In der Folgezeit, also in den letzten dreißig Jahren meiner Laufbahn, als Leistungsträger der Firmen und als leitender Angestellter, wurde es besonders heftig. Nutzte ich zunächst die Möglichkeiten, zusammen mit den Chefs auf Kosten der Firmen zu saufen, so bestand ohnehin schon eine Abhängigkeit. Ich war abhängig vom Job, verdiente gut und mir kam es nie in den Sinn, eine Veränderung herbeizuführen. Zu verlockend war das süße Leben und das Bewusstsein: Wenn du den Chef outest, dann fliegst du raus, also die Gefahr einer Entlassung. Um es noch deutlicher zu machen: Nachdem ein ehemaliger Chef an den Folgen seines Alkoholmissbrauchs gestorben war, wurde ich von einer Hausangestellten gefragt: „Hätten Sie den Chef nicht retten können?" Nein, das hätte ich nicht, denn der Chef war extrem in seinen Ansichten, in seinem narzisstischen Auftreten und in der Spontanität seiner Entscheidungen. Eine Entlassung und der Verlust aller Vergünstigungen wären die Folgen gewesen, eine Veränderung seines Trinkverhaltens war ausgeschlossen.

Ich kenne inzwischen unzählige Fälle von Alkoholismus in Firmen, habe selbst zahllose Gespräche mit alkoholkranken Kollegen geführt (meist auf Bitten der Personalabteilungen) und ich beobachte auch heute viele Vorgänge in Firmen aus der Distanz. Egal ob wir hier über die Führungsriege reden, die gewerblichen oder die kaufmännischen Mitarbeiter, die Zahl der Alkoholiker ist hoch und sie steigt extrem an. Grund dafür ist die zunehmende Belastung, die Angst vor dem Verlust des Arbeitsplatzes und der Trugschluss, mit der Droge Alkohol besser über die Runden zu kommen.

Vorgesetzte vertuschen die Krankheit, Kollegen decken den Süchtigen und übernehmen teilweise dessen Aufgaben. Leider machen sich alle Wegbegleiter wenig Gedanken über die Auswirkungen. Ob es sich um die Einhaltung von Unfallverhütungsvorschriften handelt, die betrieblichen Abläufe gestört werden oder die Heimfahrten in alkoholisiertem Zustand stattfinden, in jedem Fall wäre Handeln angesagt.

In großen Unternehmen (z. B. Lufthansa) werden betriebliche Suchthilfen angeboten. Interne Besprechungen, Schulungen, Workshops und der Einsatz von externen Beratern können zu einem Umdenken führen. Der Zwang: „Du gehst zum Entzug oder du fliegst", sind eher kontraproduktiv. Eine Entgiftung und/oder eine Langzeittherapie unter Zwang wird zwangsläufig zum Rückfall führen (Gleiches gilt auch für Druck im privaten Umfeld). Ein Ankerpunkt zum Erreichen des Betroffenen könnte eine betriebliche Sozialarbeit darstellen, die sich allerdings über alle Hierarchieebenen erstrecken sollte. Die Einbindung aller Mitarbeiter auch in das Thema Alkoholismus öffnet neue Perspektiven und ermöglicht Kollegen und Freunden, die Betroffenen direkt anzusprechen. Fürsorge und die Verpflichtung gegenüber allen Mitarbeitern macht eine Ansprache des Mitarbeiters notwendig. Sollte schädlicher oder gar riskanter Alkoholgenuss vorliegen, sollten die Führungskräfte informiert werden. Dies hat nichts mit Denunziantentum zu tun, oft müssen auch sicherheitsrelevante Vorgänge berücksichtigt werden (Betriebstechnik, Verkehr usw.). Die Führungskraft hat dann zu entscheiden, in welcher Form gehandelt wird und ob es zu einem Gespräch kommt. Eine Entscheidungshilfe und einen umfangreichen Leitfaden zu diesem Thema bietet die Deutsche Hauptstelle für Suchtfragen e. V. mit der Broschüre „Suchtprobleme am Arbeitsplatz", die kostenlos bestellt werden kann. Insbesondere leitende Angestellte mit einer

Führungsaufgabe oder Personalabteilungen finden hier hilfreiche Tipps für den Umgang mit betroffenen Mitarbeitern.

4.2. In der Beziehung

Wie in allen anderen Bereichen des täglichen Lebens ist Einsicht der Einstieg in eine Veränderung. In meinen täglichen Gesprächen versuche ich, sensibel auf meine Gesprächspartner einzugehen, Wege aufzuzeigen und ihnen zu helfen, die richtigen Unterstützungen zu finden. Über den Verlauf der Mitbetroffenheit ist fast alles gesagt, schwierig wird die Beratung, wenn es letztlich zu einer Trennung kommt. Wenn die seelische Belastung, der psychische Stress und die Bedrohung so groß geworden ist, dass eine Fortführung der Beziehung unmöglich wird. Ich habe mir die Frage gestellt: Was kommt dann? Wie geht es weiter?

Spricht man mit Betroffenen, die den Schritt der Trennung bereits hinter sich haben, wird sehr schnell deutlich, dass es keine einheitliche Regelung geben kann. Jeder Verlauf ist anders, die Rahmenbedingungen sind unterschiedlich und vor allem die Verhaltensweisen der Menschen sind anders.

Ich habe bereits geschrieben, dass ich kein Freund von grundsätzlicher Trennung bin, eher zu Gesprächen zwischen den Betroffenen raten möchte. ABER in jedem Fall: Es gibt No-Gos. Dazu gehören Gewalt, seelische Grausamkeit, psychische Gewalt und auch Respektlosigkeit. Und auch dieser Punkt gehört aus meiner Sicht hinzu, nach mehreren Rückfällen. Auch wenn ein regelmäßiger, aber erfolgloser Versuch unternommen wurde, trocken zu werden, aber die Einsicht immer wieder fehlt, ist eine Trennung unausweichlich. In jedem Fall müssen das Leben und die Gesundheit der Kinder vorrangig beachtet werden. Wenn ich bisher angenommen habe, dass die Polizei grundsätzlich bei einer Bedrohung eingreifen muss, also auch bei starker Alkoholisierung und aggressiven Drohungen, so wurde ich in den Gesprächen eines Besseren belehrt. Fast alle Gesprächspartnerinnen bestätigen, dass die Polizei erst einschreiten kann, wenn es tatsächlich zu

Gewalt gekommen ist. Erst wenn der Partner geschlagen hat und dies dokumentiert werden kann, kann ein Beamter eingreifen.

Sollte es dazu kommen oder wenn Außenstehende einen solchen Akt der Gewalt erleben, gibt es einige Möglichkeiten zur Hilfe. Diese Angebote reichen vom Notruftelefon über Beratung und eventuelle Zufluchtsorte bis hin zu Unterstützung für die Betroffenen und deren Kinder. In jedem Fall sollten die Beobachter oder Betroffenen der Gewalt sofort die 110 anrufen und die Polizei informieren. Egal ob betrunken oder nicht, die Beamten können den Täter der Wohnung verweisen, in Gewahrsam nehmen und Schutzmaßnahmen vornehmen.

4.3. Hilfen

Das Bundesamt für Familie und zivilgesellschaftliche Aufgaben (www.bafza.de) hat eine telefonische Hotline eingerichtet. Dieses Hilfetelefon ist rund um die Uhr erreichbar, es ist kostenlos und vertraulich. Unter der Rufnummer 08000/116016 sind Beraterinnen im Einsatz, die 17 Sprachen betreuen. Auf Anfrage habe ich erfahren, dass im Bedarfsfall auch Männer eine Beratung erhalten können. Eine Information am Rande: 80 Prozent der Frauen begleiten ihre Männer durch die Sucht (inklusive Besuch von Selbsthilfegruppen), Männer sind nur zu 20 Prozent dazu bereit. Grund dafür: das altbackene Rollenverständnis und die unterschiedliche Sozialisierung. Unter der Nummer 0800/1110333 gibt es eine ähnliche Unterstützung, die auf Kinder spezialisiert ist. Insbesondere die Nummer für Kinder kann auch informiert werden, wenn es um Beobachtungen aus dem Umfeld geht.

Weitere Soforthilfen erhalten die betroffenen Opfer von häuslicher Gewalt auch bei Ehe- und Familienberatungsstellen, bei Rechtsberatungsstellen, Opferhilfeorganisationen oder in Frauenhäusern. Einige meiner Gesprächspartner erhielten Hilfe und Unterstützung auch über den Weißen Ring. Ich persönlich halte den Vorabkontakt zu einem Frauenhaus, einer Selbsthilfegruppe und einem Anwalt für angebracht. Schon beim ersten Anzeichen, dass es zu Übersprunghandlungen, Gewalt und Terror kommen könnte, sollten Schutzmaßnahmen ergriffen werden.

Die beschriebenen Sofortmaßnahmen gelten für aktuelle Übergriffe, aber wie ist es, wenn der Gedanke an eine Trennung mittel- oder langfristig geplant werden soll? Wenn das Zusammenleben mit einem Alkoholiker nicht mehr möglich ist, die Unterstützung beim Trockenwerden abgelehnt wird, eine Kommunikation unmöglich geworden ist und die Glut der Liebe im Strudel des Alkoholismus buchstäblich abgesoffen ist?

Häufig sind gemeinsame Schulden, Verpflichtungen oder einfach Hemmungen und Angst ein Grund für den Verzicht auf eine Trennung. Welche finanziellen Auswirkungen hat eine Trennung? Welche Institutionen und Ansprechpartner gibt es? Welche finanziellen Auswirkungen kommen auf die Betroffenen zu, was passiert mit den Kindern und welche Regelungen gibt es für die Wohnung? Ich persönlich glaube, dass die Mitarbeiter eines Frauenhauses als Ratgeber angezapft werden können. Ein vertraulicher Anruf eines Hauses (leicht im Netz zu finden oder aber durch Anruf bei der jeweiligen Stadtverwaltung) kann zumindest die ersten Schritte erleichtern. Auch hier ist der Kontakt zu einer Selbsthilfegruppe für Angehörige wichtig, aber auch die Intensivierung von Kontakten im eigenen Umfeld kann hilfreich sein. Bitte nur darauf achten, dass diese Menschen vertrauenswürdig sind. Hier besser nach dem Bauchgefühl entscheiden. Die berühmten Zweifler mit den Bemerkungen „Das kann doch nicht sein" und „Jetzt übertreibst du aber" meiden.

Die Aussagen von Betroffenen zu diesem Thema sind äußerst different. Ohne Einhaltung einer Reihenfolge hier einige Beispiele in Kurzform:

Im Falle einer Gefahr für die Kinder und das eigene körperliche Wohl sollten Jugendamt oder Gericht informiert werden. Hier kann die Zuweisung einer Wohnung für den Gefährder erfolgen. Der aktuelle Wohnraum wird den Kindern und der betreuenden Person zugesprochen. Der Ex-Partner muss sich selbst um eine neue Bleibe kümmern.

Unterhalt für die Kinder ist abhängig vom Verdienst und leider auch vom Willen des (Ex-)Partners. Gerechnet wird nach der Düsseldorfer Tabelle, Unterstützung über das Jugendamt, Anwalt und letztlich über ein Gericht. In diesem Zusammenhang sollte auch über einen Unterhaltsvorschuss nachgedacht werden, dieser ist wieder beim Jugendamt zu erfragen und zu beantragen. Dabei ist zu beachten, dass ein Unterhalt für Ehegatten nur bei Kindern bis zum dritten Lebensjahr oder in Ausnahmefällen möglich ist.

Sollte Kindergeld auf den Ehegatten laufen, müssen die Ansprüche umgeschrieben werden.

Ich bin auf der Suche nach weiteren Informationen und vor allem seriösen Kontaktdaten auf der Seite von Profamilia.de gelandet. Pro familia ist der führende Verband zu Sexualität, Partnerschaft und Familienplanung in Deutschland.

Mit 180 Beratungsstellen von pro familia bieten Sexual-, Schwangerschafts-, und Paarberatung ein Angebot, das von mehr als 200 000 Menschen pro Jahr in Anspruch genommen wird, und dies flächendeckend über die gesamte Bundesrepublik.

In den angegebenen Niederlassungen gibt es umfangreiches Informationsmaterial, so ist beispielsweise auch ein sogenannter „Trennungsleitfaden" online verfügbar. Dieser beinhaltet unter anderem auch eine Checkliste und viele weitere hilfreiche Informationen und Kontaktadressen. Ich habe auf den vorangegangenen Seiten viel über die Problematik der Co-Abhängigen zusammengetragen, teils aus wissenschaftlicher Sicht, teils aus eigener Erfahrung und viele Erlebnisse aus Gesprächen mit Betroffenen. Zum Abschluss dieses Kapitels möchte ich einen eindringlichen Appell an alle, die mit Betroffenen in Berührung kommen, richten. Ich möchte die Diskussion in eine andere Richtung lenken.

Viel ist über das Krankheitsbild gesagt worden, aber wie kann wirklich praktische Hilfe erfolgen? Aus meiner Sicht ist der Co-Abhängige gefangen in der Sucht seines Partners. Sie leben an der Seite des Partners, sie leben im Schatten. Wenn es um die Bewältigung der Sucht geht, steht der Alkoholiker im Fokus, zunächst nicht der Angehörige. Ja, es gibt Paartherapien, es gibt Selbsthilfegruppen, die Partnerschaftsgespräche anbieten, und auch Therapeuten/Psychologen führen Gespräche mit beiden Partnern. Aber, diese These möchte ich einmal anführen, geht es nicht immer um den Alkoholiker? Steht nicht immer er im Mittelpunkt? Alle Gespräche verfolgen den Zweck, ihn, den Kranken, ins Leben zurückzuführen. In den Angehörigengesprächen der Langzeit, auch in Selbsthilfegruppen, geht es in erster Linie um die

Unterstützung des Kranken, wie kann er unterstützt werden, von der Droge wegzukommen, wie kann er gesunden, welche Hilfestellung benötigt er vor und nach der Langzeittherapie? Dabei bleibt, aus meiner Sicht, das Familienmitglied, der Freund oder der Kollege auf der Strecke. Ich rede nicht von den wissenschaftlich beschriebenen Betroffenen, von den zu Beginn beschriebenen Co-Abhängigen, die bewusst auf den Alkoholiker eingehen. Ich rede hier von den zahllosen Betroffenen, die keine Lobby haben, die neben den Alkoholikern leben und nicht bemerkt werden.

Ich will und werde dieses Thema in die Öffentlichkeit tragen. Ich möchte in Gesprächen das Selbstbewusstsein der Betroffenen stärken, ihr Selbstwertgefühl neu entdecken, ihr Selbstvertrauen erhöhen und ihnen helfen, über diese Dinge zu reden. Nicht mehr schweigen und ertragen, sondern über den Zustand innerhalb der Beziehung reden. In vielen Fällen ist eine Trennung unvermeidlich, aber in vielen Fällen ist eine Trennung nicht unbedingt erforderlich. Manchmal lohnt sich der Kampf insbesondere, wenn Kinder vorhanden sind und eine Trennung größere Schäden verursacht als eine Veränderung der Verhältnisse. Damit meine ich zum Beispiel eine räumliche Trennung der Familie innerhalb eines größeren Hauses, gemeinsame Überbrückung, bis sich Lebenssituationen verändert haben, oder aber einfach Besuche einer psychologischen Beratungsstelle. Häufig bilden finanzielle Gründe ein Hindernis für eine Trennung. Ich kenne einen Fall, in dem beide Partner Eigentümer eines Hauses sind, aber ein Beweissicherungsverfahren anhängig ist. Im Falle einer Trennung wären beide Partner ruiniert. Der trinkende Mann befindet sich derzeit in einer Langzeittherapie, die mitbetroffene Frau hat sich geoutet, hat ihr Umfeld informiert und strenge Regeln aufgestellt. Ich hatte ihr einen Psychologen empfohlen, mit ihm zusammen befreit sie sich derzeit aus der Co-Abhängigkeit und übernimmt in diesem Leben eine andere Rolle.

Ich könnte mir vorstellen, dass diese Verfahrensweise geeignet ist, anderen Betroffenen ebenso zu helfen. Ich bin dafür, die Selbsthilfegruppe, in der sich (zunächst) ausschließlich Betroffene treffen, zu verstärken. Klar sollen auch die gemeinsamen Besuche in den Selbsthilfegruppen für Alkoholiker bleiben, aber hier kann sich der Co nicht klar artikulieren, immer steht der Alkoholiker im Fokus der Bemühungen. Insbesondere in den Erstgesprächen, oft noch vor der Entgiftung, blockiert der Trinker alle Bemühungen einer Einflussnahme, die Teilnahme für den Betroffenen ist oft kontraproduktiv. Alkoholismus ist eine Familienkrankheit, die gesamte Familie und das gesamte soziale System ist davon betroffen. Innerhalb des Gruppenverhaltens kommt es schnell zu einer Konzentration des Anliegens auf den Suchtkranken, auch verursacht durch die bewusste Zurücknahme der Angehörigen. Sie erhoffen sich eine Lösung der Probleme, wenn der Partner sein Trinkverhalten ändert. Auf „Gesundung" zu setzen und eigene Empfindungen (weiter) zu unterdrücken, wäre falsch. Es ist wichtig, sich aus dem Teufelskreis zu befreien, seine eigenen Gefühle wahrzunehmen und einen selbstbewussten und selbstständigen Weg einzuschlagen. Sie müssen lernen, die Thematik der Sucht zu verstehen, begreifen, dass sie sich selbst schützen müssen, und neue Wege für ihr eigenes Leben finden. Aus diesem Grund bin ich für eine Trennung dieser beiden Gruppen. Die Angehörigen, Familienmitglieder, Freunde und Kollegen brauchen Ansprechpartner, die sich auskennen. Trockene Alkoholiker, Ex-Betroffene, Menschen, die sich getrennt haben, und auch Menschen, die gemeinsame ähnliche Probleme bewältigt haben. Alle sollten daran mitarbeiten: Kliniken, Ärzte, Psychologen und vor allem Selbsthilfegruppen. Aber bitte nicht gemixt mit nassen, trockenen und uneinsichtigen Alkoholikern, sondern eigene Gruppen mit den bereits erwähnten Teilnehmern. Nicht immer nur fokussiert auf die Trinker, sondern als Unterstützung für den Betroffenen, der lernt, offen mit den Problemen umzugehen. Gelingt es mir durch dieses Buch, etwas Aufmerksamkeit für diese Problemstellung zu erreichen und mehr Menschen für die Bedürfnisse von Co-Abhängigen und Betroffenen zu gewinnen, dann hat sich der Aufwand für dieses Buch gelohnt.

IV. Reale Selbsthilfegruppe oder Facebook
Gefährlicher Selbstbetrug und kein Ersatz?
Der Versuch einer Erklärung

Facebook ist mit seinen rund zwei Milliarden Mitgliedern das gebräuchlichste Social Network weltweit. Menschen können sich registrieren und somit auch mit der ganzen Welt vernetzen, in Deutschland gibt es derzeit rund dreißig Millionen aktive Nutzer. Mit Facebook können Freundschaftsanfragen übertragen, gesteuert, verschickt und erhalten werden. Somit entsteht für jeden Menschen die Möglichkeit, ein Netz von Freunden, Bekannten, aber auch Unbekannten zu erstellen, mit dem kommuniziert werden kann.

Hier werden persönliche Meinungen verbreitet, Nachrichten und Informationen ausgetauscht, aber es wird auch viel Unsinn verbreitet. Ich möchte nicht versäumen, auch andere Netzwerke zu erwähnen: Snapchat, Youtube, Flickr, Pinterest, Instagram, Twitter, Google+ und andere. Im Zusammenhang mit den Gefahren in Verbindung mit Suchterkrankungen gibt es kaum Unterschiede, deshalb nutze ich für diese Veröffentlichung den wohl bekanntesten Anbieter.

Als Facebook 2004 von Mark Zuckerberg gegründet wurde, hatten nur die

Studenten der Harvard Universität Zugang, erst 2006 wurde das Network für alle Internetnutzer möglich.

Wie würde man den Sinn dieser sozialen Netzwerke heute beschreiben? Es bietet den Raum, sich selbst zu präsentieren und sich selbst darzustellen. Seit der Einführung des Begriffes Web 2.0 sind die Möglichkeiten extrem gestiegen; sich online Informationen zu beschaffen, Identitäten zu veröffentlichen und Beziehungen zu anderen Menschen herzustellen, werden in den Online-Communitys gepflegt und es entsteht eine neue Art von Zusammengehörigkeitsgefühl.

Mit der Popularität von Facebook steigt natürlich auch die Zahl der Kriminellen, die eine bestehende hohe Interaktionsrate ausnutzen, die menschliche Neugier und die Unerfahrenheit der Nutzer für kriminelle Machenschaften erkennen und sich dort bereichern. Dieses wahre Paradies von kriminellen Machenschaften soll aber nicht das Thema sein. Vielmehr entwickeln sich Tendenzen, die auch die Suchtkranken und die Co-Abhängigen tangieren.

Mit Facebook ist es möglich, mit anderen Menschen in Kontakt zu kommen. Dabei spielt es keine Rolle, welche Interessensgruppe gesucht wird, ob Sport, Sucht, Business oder generell einfach nur den Kontakt zu Gleichgesinnten zu suchen, Facebook bietet für jeden etwas. Das Prozedere unterscheidet sich von Gruppe zu Gruppe. Um Mitglied zu werden, ist eine Bestätigung durch einen Administrator erforderlich, oder man wird durch Freunde hinzugefügt, danach kann gepostet werden. Ist man kein Mitglied einer Gruppe kann „geliked" werden.

Was kann man nun innerhalb einer Gruppe machen? Innerhalb von Facebook-Gruppen ist es möglich, sich zu bestimmten Themen auf dem Laufenden zu halten sowie Neuigkeiten und Medien (z. B. Dokumente, Fotos und Videos) zu posten. Gruppen können dabei zu allen möglichen Themen erstellt werden und dienen dem Austausch. Beispielsweise kann die Fahrt zu einem anstehenden Konzert koordiniert, die eigene Fußballmannschaft über den aktuellen Spielplan informiert werden, oder man tauscht sich über Politik aus. Die Möglichkeiten sind endlos. Der Austausch und das Netzwerken stehen im Vordergrund und die Posts der einzelnen Teilnehmer sind für alle Mitglieder der Gruppe sichtbar.

Bevor ich näher auf die Thematik eingehe, möchte ich hier den Verlauf einer echten Kommunikation aus einer Gruppe wiedergeben, die sich mit der Unterstützung von Co-Abhängigen beschäftigt.

1. Erlebnisse

Wohlgemerkt, es fehlt kein Wort, es wurde nichts beschönigt und es wurde nichts weggelassen. Lediglich die Namen der Menschen, die reagiert haben, lasse ich einfach weg.

Mein Original-Post (ich suchte Interessenten für eine Lesung in Chemnitz):

„Kurzinfo: Ich würde mich freuen, Euch kennenzulernen. Am kommenden Dienstag (12.September) um 17:30 Uhr in Chemnitz ‚Café Bleifrei' in der Bernsdorferstrasse 33 – Lesung und Gespräche zum Thema ‚Alkohol – Die Gefahr lauert überall!'"

Die Kommentare:

1. Gibt's 'ne Happy Hour?
2. Tolles Angebot! Danke!
3. Das heißt, es gibt was zu saufen?
4. Wird es Transparente geben oder reicht 'ne Fahne?
5. Darf ich 'ne Waffe mitbringen?
6. Wie viel Schwachsinn unter Erwachsenen!
7. Supi, ich bring Bier mit … Wer kommt?
8. Freibier?

Nach zehn Minuten habe ich die Diskussion beendet und meinen Beitrag gelöscht. In der Gruppe befinden sich rund tausend Mitglieder mit Problemen im seelischen, psychischen Bereich. Menschen, die Hilfe suchen und sich auf die Administratoren, die Moderatoren verlassen und auf die Unterstützung von Gleichgesinnten bzw. Mitbetroffenen hoffen.

Ein weiterer Fall aus einer Gruppe für Co-Abhängige, Freunde und Partner:

Eine Betroffene schreibt:

„Mein Mann ist alkoholkrank und weigert sich, eine Therapie zu machen. Am letzten Wochenende eskalierte die Situation erneut und es kam zum Streit. Ich habe ihm gesagt, dass ich mich trennen werde und die beiden Kinder mitnehme. Daraufhin hat er mich geschlagen. Ich weiß nicht mehr weiter."

Die erste Antwort auf diesen Post beinhaltete die Antwort einer ebenfalls betroffenen Mutter, die sinngemäß schrieb: „Ich kann Dich so gut verstehen, ich hatte selbst das Problem. Ich bin nach der Attacke meines Mannes in ein Frauenhaus gegangen und dort wurde mir geholfen."

Die zweite Antwort (diesmal wieder im Original): „Dann hastes nicht anders verdient, du Schlampe!"

Ab der dritten Antwort ging es ausschließlich um den Inhalt der zweiten Antwort und es entstand eine Diskussion, ob Recht und Unrecht im Zusammenhang hier auf Facebook diskutiert werden können und, vor allem, ob die Frau das Recht hat, sich öffentlich mit dem Problem des schlagenden Ehemannes auseinanderzusetzen.

Ich habe die Betroffene direkt angeschrieben und eine weitere Unterstützung und Beratung vorgenommen. Die Administratoren der Seite reagierten aber ebenfalls schnell und löschten die Diskussion. Ich will hier keinesfalls etwas verallgemeinern und ich weiß, dass ein sehr großer Teil der Selbsthilfegruppen auf Facebook eine gute Arbeit leistet. Insbesondere einsame, kontaktarme Menschen, Betroffene in schwer zugänglichen, oft ländlichen Gebieten und scheue Menschen finden auf Facebook eine Anlaufstelle.

Um zu dokumentieren, dass ich nicht grundsätzlich gegen Facebook eingestellt bin, möchte ich den Fall einer jungen Frau schildern. Abhängigkeit von Job, Hilfsbereitschaft und Liebe ergeben ein Mix von besonderer Güte. Und das Ausnutzen in Reinkultur spiegelt sich in den Aussagen der jungen Frau wider. Ihr war eine Gruppe auf Facebook eine große Stütze und sie wurde nach der Trennung exzellent aufgefangen. Sie beschreibt in Kurzform, aber sehr plastisch:

„Dann versuche ich mal, alles zusammenzufassen. Vor 5 J. hab ich Lars kennengelernt. Er war Außendienstler bei der Rewe UND er war mein Vorgesetzter. Wir haben uns gleich gut verstanden. Dass mit ihm was nicht stimmt, ist mir gleich aufgefallen. Er war unsicher, immer nervös und unzuverlässig. Da er nicht immer vor Ort war, haben wir öfters miteinander telefoniert. Rein beruflich. Irgendwann hat er dann mal ein Kommentar zu meinem WhatsApp-Profilbild gemacht. Seit diesem Zeitpunkt haben wir dann sporadisch auch ab und zu privat geschrieben. Dass er damals immer depressiv und betrunken war, habe ich nicht bemerkt. An dem Tag, an dem er betrunken in den Graben gefahren ist und ich mit dem, für mich riesengroßen, zerbrechlichen Mann auf den Abschleppdienst gewartet habe, ging auch für mich das Leben los … als Co-Abhängige. Klar hatten wir auch Sex, zuerst guten Sex, später dann keinen mehr, denn es ereilte ihn das Schicksal fast aller Alkis. Es ging nichts mehr und der Alkohol wurde wichtiger.

Ich wurde zur ‚Ritterin‘ meines Don Promillos. Ich stand jederzeit, an jedem Ort (Saunaclubs, Parkplätzen, üblen Kneipen im Bahnhofsvierteln, seiner Familie, seinen Ärzten und sonst überall) vor, hinter und neben ihm. Ich habe ihm dabei geholfen, sich ‚runter zu trinken‘, oder ihm aus anderen Gründen (die mir immer ein schlechtes Gewissen gemacht haben, wenn ich es nicht täte) Alkohol gekauft. Ihm täglich den Kotzeimer gehalten, dem ich schließlich den Namen ‚Ulf‘ gegeben hatte. Weil sich das Geräusch des Erbrechens in den Eimer so anhörte, eben wie ‚Uuulfff‘. Mir ging es kontinuierlich immer schlechter, allerdings ohne dass ich es mitbekam. Tage, an denen ich einfach weinend dasaß und ich nicht mehr weiterwusste, überging ich. Ich hatte keine Zeit, schwach zu sein. Die Arbeit, mein Kind und ‚ER‘. Jedes Mal, wenn ich ihn zur Entgiftung brachte, fielen 1000 Steine von mir ab. Ich habe in den ersten Tagen 12 h durchgeschlafen. Bin aber trotzdem jeden Tag zu ihm in die Klinik gefahren. Es könnte ihm ja schlecht gehen. Er braucht mich und meine Unterstützung. Ich war immer da, bin sofort gerannt, wenn er irgendetwas braucht oder wenn er sich doch wieder zur Flucht aus der Klinik entschlossen hatte.

Das alles hat mir in dieser Zeit alles nichts ausgemacht. Dachte ich zumindest! Schlimm, vom ersten Tag an, waren die ganzen Lügen. Die ich trotzdem immer mit seiner Krankheit entschuldigt habe. ‚Er hat Depressionen und deshalb trinkt er!' Wenn er keine Depressionen hätte, dann würde er ja auch nicht trinken. Totaler Quatsch!!

Ich habe zum Schluss mein komplettes Leben auf ihn fokussiert. Alles wurde unwichtig. Hauptsache, er wird wieder gesund, und wenn es mich einen Arm kosten würde. Den hätte ich, ohne zu zögern, dafür hergegeben.

Doch auf einmal war der Akku leer und ich wusste mir nicht mehr zu helfen. Ich konnte auch die Sauferei nicht mehr ertragen und habe immer öfters mitgetrunken. Nach einigen Heulkrämpfen hat dann doch (zum Glück) mein Selbsterhaltungstrieb die Zügel in die Hand genommen. Wenn man dies bis hierhin liest, kommt der Gedanke auf, dass ich wohl total irre sein muss. Aber ich hatte auch ganz tolle Tage mit meinem Don Promillo. Wenn ich ein Problem hatte (beruflich, privat oder gesundheitlich) war er zu 100 % da. Natürlich nicht konstant und andauernd, nur in seinen Möglichkeiten. Ja, das hat mir gereicht um all das, was schlecht war, hintenanzustellen.

Zum Beispiel, dass er mich nachts im Bahnhofsviertel von Frankfurt, inmitten von Dealern, Nutten und Junkies, hat stehen lassen … das war dann nicht mehr so schlimm. Wieder Quatsch! Das war richtig schlimm …

Ich könnte noch viele solcher Beispiele erzählen. Doch am Schluss haben sie alle dasselbe Ende. Der ‚Don Promillo' wird der ‚Ritterrin' in den Arsch treten, weil das alles nichts Besonderes gewesen ist und sie es doch freiwillig getan hat. Auch die Familie des Don Promillos, die so dankbar dafür war, dass die ‚Ritterin' Ihnen die ganze Drecksarbeit abgenommen hat, wird es nicht mehr zu schätzen wissen. Weil der Sohn ja nun mal der Sohn ist. Die sehen nur das, was sie sehen wollen. Und die Ritterin steht mit ihrer

Enttäuschung und dem Elend und dem Durcheinander in ihrem Kopf alleine da.

Ich habe versucht, es so zu schreiben, dass man beim Lesen erkennen kann, wie ich mich gefühlt habe. Don Promillo hat er sich selbst genannt … auch der Spruch ‚Ich rede mit Ulf‘ war ein ‚Running Gag‘. Manche denken vielleicht, dass man darüber keine Witze macht, aber wenn du nichts zu lachen hast, dann wird alles noch schlimmer.

Es gab dann die Nacht, in der alles eskalierte! Auch hier wieder die Kurzform: Er saß im Auto und behauptete, er sei allein. Ich WUSSTE, dass er lügt. Bin in seine Straße und er kam an, auf dem Beifahrersitz eine echte ‚Schlampe‘ (sorry für den Ausdruck, aber er stimmt). Ich stellte ihn zur Rede, er beleidigte mich und das Fass war voll.

Jetzt passierten zwei Dinge: 1. Ich rastete völlig aus, knallte ihm mit links und rechts meine Hand ins Gesicht. Mit voller Kraft – ich bin 1,60 Meter, er 1,92! Ich war außer mir, verbal und körperlich, ein Desaster UND 2. Ich war am Ende. Ich begriff, was ich getan hatte, und verstand, wo ich mich befand. Am Ende meiner Kraft und am Ende meiner Selbstkontrolle.

Der Rest ist kurz erzählt: Er rief die Polizei, die Beamten verstanden mich und mein Hirn sagte mir, was zu tun war. Ich habe mich getrennt und ein ganzes Jahr voller Panikattacken, Stress, Trauer und körperlichen Zusammenbrüchen brachte mich wieder ins Gleichgewicht.

Ja, ich habe verstanden und nie wieder wird es einem Menschen gelingen, mich derart zu manipulieren.

Gestützt und geholfen hat mir in dieser Zeit der Kontakt zu meiner Facebook-Gruppe. Viel Verständnis durch den (weiblichen) Admin und eine gute Mischung aus Menschen mit ähnlichen Erfahrungen hat mich weitergebracht.

Heute stehe ich über den Dingen, er ruft ab und zu an. Er ist noch nicht am untersten Ende seiner Karriere angekommen, aber es steht bevor. MIR ist es egal!!“

Schlüsselerlebnis und Auslöser zur Trennung lagen in diesem Fall ausschließlich bei der Betroffenen, allerdings hat die Administratorin, eine ruhige und besonnene Frau mit großer Erfahrung und eigener Vergangenheit in diesem Bereich, eine großartige Unterstützung geleistet. Sensibilität, Einfühlungsvermögen und das Verständnis im Umgang mit Betroffenen führte zu einer guten und schnellen Verarbeitung des Geschehens. Ich wage nicht zu behaupten, dass die Betroffene nie wieder eine solche Situation erleben wird, aber dank der Ratschläge der Facebook-Administratorin fand die Betroffene den Weg in eine Selbsthilfegruppe, hat heute wieder festen Boden unter den Füssen und lacht heute (wie sie selbst sagt) über ihre eigene Blödheit.

Der Umgang und das Verhalten in den unterschiedlichen Facebook-Gruppen muss äußerst differenziert betrachtet werden.

Insbesondere in den letzten Monaten wird das Thema Sucht in der Presse, im Fernsehen und auch im Internet immer häufiger thematisiert. Dabei geht es nicht nur um die große Zahl an Menschen, die an einer Sucht erkrankt sind, sondern mehr und mehr rücken auch die Betroffenen aus dem Umfeld in den Fokus der Betrachtungen, die sogenannten Co-Abhängigen. Es spielt keine Rolle, von welcher Suchterkrankung gesprochen wird, beide Gruppen, die der Süchtigen und die der Co-Abhängigen, benötigen Hilfe und Unterstützung. Durch die Veröffentlichungen, aber auch aus eigenem Antrieb, denken Menschen über ihr Suchtverhalten nach und suchen nach Unterstützung, Beratung und/oder Hilfe. Selbstverständlich bieten die Kommunen, die kirchlichen Gemeinden und viele Selbsthilfegruppen die notwendige Unterstützung an, aber sehr oft gehen die Betroffenen den (vermeintlich) leichteren, aber oft schweren Weg und suchen Unterstützung im Internet. Insbesondere die sozialen Netzwerke wie Facebook und Twitter werden häufig besucht.

Wie aber stellt sich diese Unterstützung dar? Kann ein Post in einem Forum auf Facebook und die Kontaktaufnahme in einer anonymen

Umgebung hilfreich sein?

Sicherlich kann der Austausch von Betroffenen mit Betroffenen eine Unterstützung, keinesfalls aber kann er ein Ersatz für eine reale Selbsthilfegruppe, den Besuch bei einem Therapeuten oder anderen Fachleuten sein. Allerdings sollte man sich die Gruppe, der man sich anschließt, genau durchleuchten und kritisch hinterfragen: Was verspreche ich mir von dem Kontakt? In welcher Form werden meine Interessen durch die Administratoren geschützt und kann ich mich darauf verlassen, dass ich eine Betreuung erhalte?

Dass in den sozialen Netzwerken wohl kaum eine persönliche Betreuung vorhanden ist, leuchtet, schon allein durch die oft hohen Mitgliederzahlen, jedem ein. Weiterhin ist auch die Qualifikation der Administratoren in einigen Fällen nicht ausreichend, um ein Forum mit einer derartigen Brisanz zu betreiben. Wohlgemerkt, man sollte Social Media keinesfalls verteufeln, nur sensibilisiert sein, dass eine gewaltige Gefahr von den Foren ausgeht.

2. Beispiele

Um es an zwei weiteren Beispielen aus Foren für Alkoholkranke und Angehörige deutlich zu machen: Ein soeben aus der Langzeittherapie entlassener Suchtpatient suchte sich Unterstützung in einem Forum, beschrieb seine Situation und bat um Informationen zu seinen nächsten Schritten. Bereits nach dem zweiten Kommentar folgten sinnfreie Äußerungen mit dem Wortlaut: „Wenn Du einen Rückfall hast, nicht schlimm, hatte auch schon welche."

Eine Co-Abhängige suchte nach Unterstützung, um aus ihrer Beziehung zu fliehen, die mit häuslicher Gewalt gegen die Frau und ihre Kinder gerichtet war. Ebenfalls nach dem zweiten Beitrag folgte ein Kommentar: „Bist wahrscheinlich selbst schuld, hast Deinen Mann an die Flasche gebracht." In beiden Fällen verselbstständigten sich die Beiträge und aus den „Hilfeschreien" wurden sinnfreie und äußerst gefährliche Beiträge. Die Administratoren griffen nicht ein, die Betroffenen blieben mit ihren Problemen allein. Das, was als guter Post begann, entwickelte sich in kurzer Zeit zu einer Ansammlung von (teilweise) sinnfreien und wenig schönen Kommentaren. Und hier liegt das Gefährliche. Gut gemeinte und gedachte Posts werden bereits nach der ersten/zweiten Antwort nicht mehr gelesen und der Rest stürzt sich nur noch auf die dummen Kommentare. Es liegt mir fern, zu beschreiben oder zu beurteilen, wie sich das Gruppenverhalten von Menschen verändert. Hierzu gibt es zahllose Studien und Veröffentlichungen im Netz und in Printform. Offensichtlich verhalten sich Menschen im Internet nach immer gleichen Mustern. Herausragend: Bereits vorhandene Meinungen werden unterstützt oder kritisiert, eine eigene Meinung wird eher selten abgegeben. Dass mit diesem Wissen auch Meinungen beeinflusst werden können, zeigen die negativen Beispiele aus Bewertungsportalen. Man ist eher gewillt, ein Produkt mit positiven Bewertungen zu kaufen als eine Ware ohne

Kommentar oder miz negativen Aussagen. Dies gilt auch auf Facebook. Es ist leichter, sich den bereits vorhandenen (auch falschen) Meinungen anzuschließen, als sich mit der Materie zu beschäftigen und ggf. allein dazustehen. Dies gilt in erster Linie für die Mitglieder in den Gruppen, aber auch Administratoren dürfen nicht unterschätzt werden.

Eine befreundete Administratorin, ich verfolge ihren Weg seit längerer Zeit, beschreibt das Verhalten von einigen Admins sehr krass. Sie hatte mich gebeten, diesen Beitrag mit ihrem FB-Namen zu versehen, denn „ich steh zu jedem Wort". Ich möchte trotzdem davon absehen, denn sie leistet eine hervorragende Arbeit, hat gerade erst die Zahl ihrer Mit-Administratoren erhöht und ich denke, ihre Arbeit soll nicht durch den Beitrag leiden.

Sie sagt: „Dennoch finde ich die FB-Gruppen eigentlich relativ daneben und das werde ich dann auch so schreiben, natürlich mit Begründung. Ich finde es Klasse, dass es neben einer realen SHG auch virtuelle Anlaufstellen gibt, halte es auch für sehr wichtig – allerdings empfinde ich FB für absolut grenzwertig.

Jeder Bekloppte kann im Prinzip mit 2 Klicks eine FB-Gruppe eröffnen, ob mit oder ohne Ahnung vom Thema. Verantwortung braucht er für die Gruppe auch keine zu tragen. Im Ernstfall schiebt man die Verantwortung einfach Facebook selbst zu. Dann tummeln sich unglaublich viele Egomanen unter den Admins in den unterschiedlichen Gruppen rum, deren Intention in Wahrheit gar nicht das Helfen ist, sondern nur die Unterfütterung des eigenen Egos.

Hinzu kommt noch, dass FB keinerlei wirkliche Struktur zulässt, wie es eigentlich unerlässlich wäre, um wirklich ein taugliches Hilfsformat zu konzipieren.

Es gibt ganz tolle Online-Gruppen im Netz, wo die jeweiligen Betreiber auch Verantwortung tragen müssen, im Gegensatz zu FB.

Ein Beispiel von vielen nur wäre die virtuelle Online-Gruppe: http://f1381.nexusboard.de/

Das verstehe ich unter gelungener virtueller SHG-Arbeit. Da brauch man gar nicht schreiben, sondern einfach nur lesen und erfährt gleichzeitig so viel Wichtiges. Außerdem ist es komplett strukturiert und verschwindet nicht irgendwo im Nirwana, so wie es bei FB der Fall ist."

Ich lasse den Beitrag an dieser Stelle unkommentiert stehen, unterstreicht er doch die Problematik auf Facebook und den anderen Netzwerken.

Wohlgemerkt, es gibt in den sozialen Netzwerken eine ganze Reihe von sinnvollen Gruppen, aber sie allein können nie den Ersatz für den Besuch beim Facharzt, Therapeuten, einer Selbsthilfegruppe und einer Langzeittherapie bilden. Jeder Suchtkranke und auch jeder Co-Abhängige kann und darf sich nicht darauf verlassen, dass allein die Kontaktaufnahme zu einer vermeintlichen Selbsthilfegruppe im Internet ausreicht, um sich von der Sucht entscheidend zu lösen. Hier sind reale Gruppen, Fachleute und der Austausch mit ebenfalls Betroffenen angeraten. In jedem Fall sind die persönlichen Gespräche sinniger. So kann, beispielsweise für einen nassen Alkoholiker der Kontakt nur in einer Alibifunktion für seinen Partner („Sieh doch, ich tue was.") gesehen werden. Bei der Auswahl der richtigen Selbsthilfegruppe sollte man sich Zeit lassen. Der Betroffene muss sich wohlfühlen, in keinem Fall nach der ersten Gruppe aufgeben.

Eine andere Möglichkeit sind die Portale von Selbsthilfegruppen, die teilweise betreute Foren und sehr oft auch „Live-Chats" unterhalten und auch sonst jederzeit erreichbar sind. In den meisten Fällen arbeiten diese Foren mit erfahrenen Fachleuten und auch Psychologen Hand in Hand. In Lübeck etablierte sich zum Beispiel eine SHG „CLIC" (Clean ist cool), die aber, wie bereits gesagt, nur als ein Beispiel zu sehen ist.

Vorsicht dagegen zum Beispiel bei der Suche auf Google mit den Begriffen „Selbsthilfe und Chat", hier kann man (u. a.) eine Selbsthilfe-Community mit Sitz im Ausland finden – und die möchte in erster Linie Bares!

Die Veröffentlichungen in den sozialen Netzwerken sollen nicht grundsätzlich verteufelt werden, denn eine erste Hilfe für die Betroffenen ist besser, als dass sie mit ihrem Problem allein blieben. Allerdings sollten die Gruppen bemüht sein, einen Schutz für die Mitglieder zu gewährleisten, Unterstützung und Informationen bieten und, im besonderen Maße, sensibel mit den Betroffenen umgehen. Die ohnehin stark geschädigten Seelen benötigen einen besonderen Schutz und Hilfe. Das aber wiederum behaupten fast alle Gruppen, die auf FB zu finden sind. Leider scheitern sie oft an den Bedingungen, die Facebook vorgibt, so erhalten Nichtgruppenmitglieder oft Vorschläge von Freunden, die sich in geschlossenen Gruppen bewegen, oder aber auch an der Unzulänglichkeit von Administratoren.

3. Negativerlebnisse

Einen hilfreichen Artikel zu diesem Thema fand ich unlängst in der Ausgabe April/Mai 2018 der „Trokkenpresse", einer Zeitschrift für Abhängige und Unabhängige. Die Redakteure präsentieren regelmäßig interessante und hilfreiche Artikel rund um das Thema Sucht. In der besagten Ausgabe erschien ein Beitrag zum Thema „Selbsthilfe im Internet" (Es ist immer jemand da). Wie bereits gesagt, die Informationen sind immer informativ und seriös recherchiert, allerdings möchte ich an diesem Beispiel einige Probleme deutlich machen. Die Gruppe „Alkoholiker – Gemeinsam gegen die Sucht" wirbt mit dem Anspruch: „Wir sind offen für noch nasse und trockene Alkoholiker und Angehörige: Die einzige Voraussetzung ist der Wunsch, mit dem Trinken aufzuhören – und für die Angehörigen, dass sie Hilfe brauchen." Allein die Tatsache, dass sich hier jede Gruppe von Betroffenen eintragen kann und einträgt, führt zu einer völligen Vermischung der Interessen. So kann es passieren, dass die Betroffene nach Unterstützung sucht und an den (trinkenden) Ehemann gerät, der sich unter einem Pseudonym oder auch als reale Person in der Gruppe befindet. Auch glaube ich, dass Menschen, die eine schnelle Hilfe erwarten, hier fehl am Platz sind. Aussage des Administrators: „Das beginnt schon beim Reinlassen: Nach einer Anfrage schauen wir nach, ob es das Profil schon länger gibt oder es gerade erst eingestellt wurde, das sind dann oft Leute, die nur mal explizit in diese Gruppe wollen. Wir gehen dann erst mal davon aus, dass sie der Gruppe schaden wollen."

Eine völlig falsche Einstellung, denn die meisten Menschen mit denen ich Kontakt habe, suchen eine schnelle Unterstützung, insbesondere in strukturschwachen Gegenden ist hier Facebook eine Hilfe, oder besser: kann eine Hilfe sein.

Die Internetgruppe propagiert viele Thesen der Anonymen Alkoholiker, viele der dort veröffentlichten Beiträge kommen aus dieser Richtung.

Insbesondere die zwölf Thesen, also das sogenannte Zwölf-Schritte-Programm, wird häufig zitiert. Jedes Mitglied der Anonymen Alkoholiker sollte (auf freiwilliger Basis) diese Schritte durcharbeiten, eine Bedingung für die Aufnahme in die Gruppe ist dies nicht. Warum erwähne ich die Anonymen Alkoholiker im Zusammenhang mit der FB-Gruppe? Sehr einfach: Punkt 8 des Programmes sagt: „Auflistung aller Personen, denen man Unrecht getan und Schaden zugefügt hat, und die Bereitschaft und den Willen zur Wiedergutmachung entwickeln."

Dies bedeutet im Klartext: Auch Mitglieder, die gegen die Regeln der FB-Gruppe verstoßen haben, sollten die Möglichkeit der Rückkehr erhalten. Dies findet in der Realität nicht statt. Die Administration blockiert und sperrt nach Gutdünken und eigenem Ermessen, Rehabilitation unmöglich.

Die Gruppe hat trotzdem einen großen Zulauf, dies ist unbestritten, ich glaube aber nicht, dass dies ein Qualitätsmaß ist. Besser sind weniger Mitglieder, die intensiv betreut und beraten werden und darüber hinaus besser zu kontrollieren sind. Werbung mit der Anzahl der Mitglieder macht auch die Gruppe „München im Herzen", hier zählen wir rund 127 000 Mitglieder und es wird ebenfalls jedes Mitglied „durchleuchtet". Wenn ich alle Interessen aus dem Bereich Alkoholismus in die Gruppe lasse, also trocken, nass und Angehörige, wie soll dort Vertrauen entstehen? Die Nassen geben Ratschläge, wie man trocken werden kann, die Rückfälligen beschreiben Wege, um Rückfälle zu vermeiden, und die Betroffenen (Co-Abhängigen) finden kaum Ansprechpartner.

„Lieber auf Facebook in den ominösen Gruppen, wie gerade beschrieben, als gar keine Gruppe oder gar keine Unterstützung", okay, mit dieser Aussage kann ich leben, dann aber bitte in der Beschreibung der Gruppe auch so deklarieren. Wie gesagt, ich bin davon überzeugt, dass der (Haupt-)Administrator der Gruppe „edle Ziele" verfolgt, aber regelmäßig übers Ziel hinausschießt, zu viele Interessen in der Gruppe vereint und inzwischen den

Überblick verloren hat. Zu sehr steht das eigene Ego, die eigene Meinung und weniger das Wohl der Mitglieder im Fokus.

Noch ein Wort zu den Anonymen Alkoholikern. Ich habe nichts gegen diese Selbsthilfegruppe, obwohl mich das Zwölf-Schritte-Programm eher an eine Sekte erinnert, aber dies spielt in der Bewältigung des Alkoholismus eine untergeordnete Rolle. Wichtiger ist das Erreichen des Zieles. Mich stört besonders das Verhalten gegenüber anderen Selbsthilfegruppen.

Sie kooperieren nicht (oder nur ganz wenig).

Dies ist bedauerlich, denn betrachte ich das breite Spektrum der zur Verfügung stehenden Gruppen, wäre ein Austausch aller Gruppen wünschenswert. Hier muss aber jeder Betroffene für sich entscheiden, wichtig ist der Erfolg. „Anonymität stellt eine Grundlage der Gemeinschaft dar und soll immer daran erinnern, Prinzipien über Personen zu stellen", übrigens auch eine der Thesen der Facebook-Gruppe, die damit klar die Nähe und Zugehörigkeit zu den Anonymen Alkoholikern dokumentiert. Anonymität in diesem Fall klingt eher wie ein Geheimbund.

Nach meiner Meinung sollte der Alkoholiker offen mit seiner Krankheit umgehen, soll sich erklären, nicht verheimlichen. Dazu gehören auch der Besuch in der Selbsthilfegruppe und der offene Umgang in seinem Umfeld. Bei vielen Kliniken sind die Anonymen Alkoholiker, bedingt durch ihre spirituellen Ansätze, nicht gerade beliebt. Als Alternativen bieten sich: Blaues Kreuz, Guttempler-Orden, Kreuzbund oder Freundeskreise für Suchtkrankenhilfe, diese Gruppen verzichten auf diese Grundsätze und sind ebenso erfolgreich. Weitere Informationen über Ansprechpartner und Gruppen folgen am Ende des Buches.

Darüber hinaus finden Betroffene Hilfe in ihren Gemeinden, Selbsthilfekontaktstellen, aber in jedem Fall bei ihrem Hausarzt. Darüber hinaus gilt eine einfache Regel: Auf Google die Begriffe „Suchthilfe" und den Heimatort eingeben, die Suchmaschine findet sehr schnell eine Reihe von Organisationen, die auch in Notfällen ansprechbar sind.

Inzwischen gibt es auf Facebook für jeden Geschmack eine entsprechende Gruppe, so auch eine für aktive Alkoholiker, also für Menschen, die aktuell trinken. Die Beschreibung: „Diese Gruppe spricht Alkoholiker an, die auch unter größten Mühen nicht vom Stoff loskommen. Hier werdet ihr nicht missioniert, hier gibt es keine neunmalklugen Ratschläge und vor allem gibt es hier keine Vorwürfe und Drängen in SHGs, Entgiftungen, LZTs und Sonstiges. Wer sich aussprechen will, der kann das gerne machen, wer Hilfe sucht und annehmen möchte, findet diese hier. Und ja, auch Jammerthreads sind hier erwünscht, wir wissen aus eigener Erfahrung, wie wichtig es sein kann, sich einfach mal ausheulen zu können." Durch die fehlende Ausbildung, das mangelhafte Wissen und den fahrlässigen Umgang mit den Problemen bekommen die Betroffenen häufig falsche Informationen, unsachgemäße Tipps und es kommt somit auch zwangsläufig zu Rückfällen und unsachlichen (oft gefährlichen) Ratschlägen.

Auch diese Gruppe hat eine echte Daseinsberechtigung, allerdings sollten einige Punkte angesprochen werden. Die Gruppe hat eine hohe Fluktuation und die Aussagen der Admins sind oft grenzwertig. Oft findet eine regelmäßige Verharmlosung des Konsums statt, das „berühmte Krönchen gerade rücken" gehört zur Standardaussage, vor allem Rückfälle gehören zur Tagesordnung. Keine Sorge, ich plaudere hier keine Geheimnisse einer „geschlossenen Gruppe" aus, vielmehr kann jeder, der den Gruppennamen auf Facebook aufruft und sich für die Mitglieder interessiert, diese auch komplett sehen. Vorsicht bei einer Kontaktaufnahme, ich selbst habe die Erfahrung gemacht, dass Mitglieder im betrunkenen Zustand anrufen, um zu reden (was noch okay wäre), aber auch, um die wüstesten Beschimpfungen loszuwerden. Dies ohne Anlass, einfach nur aus der Suff-Laune heraus und nur, um Dampf abzulassen. Eine weitere Erfahrung: Während meiner Zeit in der Gruppe hatte ich wiederholt Anfragen, Bitten zur Unterstützung und Beratung, die Beiträge in der Gruppe uferten aber sehr schnell in unsachlichen Kommentaren und der Verniedlichung von Alkohol aus. Ernst gemeinte Ratschläge wurden zerredet, Rückfälle bagatellisiert und als lächerlich bezeichnet. Dies aber vor dem Hintergrund, dass Gruppenmitglieder und Administratoren auch heute noch den Kontakt halten und an Unterstützung interessiert sind.

4. Dramatische Entwicklung

Wie dramatisch sich Situationen entwickeln können, möchte ich an zwei weiteren Beispielen deutlich machen. An dieser Stelle ein Hinweis: Alle Vorgänge aus den Facebook-Gruppen habe ich dokumentiert und die Verläufe abgespeichert. Die Angaben sind und bleiben anonym, die Fakten sind zum Schutz der Betroffenen leicht verändert.

Sonntagabend im vergangenen Jahr, meine Frau und ich verfolgen einen neuen Tatort, es ist bereits nach 21:00 Uhr, in der Regel bin ich zu dieser Zeit im Netz nicht mehr unterwegs. Eine alkoholkranke Frau, Anfang dreißig, aus den neuen Bundesländern ruft an. Ich betreue sie seit ungefähr vier Monaten, sie ist in drei Facebook-Gruppen unterwegs und befindet sich auf Anraten einer Administratorin und mir in einer Langzeittherapie. Ich erkenne sie erst, nachdem ich den Anruf entgegengenommen habe, denn ihre Nummer ist unterdrückt. Schon nach dem ersten Satz ist mir klar, sie ist angetrunken. Sie erzählt mit schwerer Zunge, dass sie sich umbringen will. Es ist nicht das erste Mal, dass ich damit konfrontiert werde, und weiß auch, dass es (wahrscheinlich) dazu nicht kommen wird. Trotzdem ist Vorsicht angeraten. Sie berichtet weiter, dass sie bereits Kontakt zum Admin einer etwas rustikalen Gruppe hatte und dort mit dem Hinweis: „Dann mach doch, Du bist für Dich selbst verantwortlich", abgewimmelt wurde.

Sie klingt stark angetrunken, verzweifelt und letztlich hilflos. Ich versuche ihren Aufenthaltsort herauszubekommen, verwickle sie in ein Gespräch und nehme auf dem Festnetz Kontakt mit der Administratorin auf, mit der ich einen guten Kontakt habe und die sie kennt. Sie hat die Handynummer der Frau und verständigt die Polizei. In der Zwischenzeit lege ich auf, die Administratorin ruft die Angetrunkene an und verwickelt sie in ein weiteres Gespräch. Sie baut Vertrauen auf und versucht, mehr zu erfahren. In der Zwischenzeit ist die Polizei vor Ort, die Frau telefoniert immer noch mit der

Admin, neben ihr auf der Bank eine leere und eine halb volle Flasche Wein und einen Kanister mit Benzin. Die Bank befindet sich direkt in der Nähe einer Suchtklinik und die Frau lässt sich von den Beamten dorthin zurückbringen.

War das Verhalten des ersten Administrators fahrlässig oder leichtsinnig? Hätte sie es getan oder war es wieder eine der leeren Drohungen, um Aufmerksamkeit zu erlangen? Ich weiß es nicht und ich will es auch nicht wissen. Fakt ist, sie ist zurück in die Klinik und nunmehr seit acht Monaten trocken. Ihr Lebensstil hat sich geändert, sie ist gefestigt und sie schämt sich für den bewussten Abend. Ich sprach vor Kurzem mit ihr und sie redete sich noch einmal die ganze Geschichte von der Seele. Heute steht sie über den Dingen, ist mit sich im Reinen, aber sie weiß auch, wie schmal der Grat eines Rückfalles ist. Ich wünsche ihr auf diesem Weg auch noch einmal viel Glück auf dem weiteren Lebensweg.

Ich will nicht verschweigen, dass es auch Betreuungen gibt, die ein anderes Ende nehmen. Ebenfalls im vergangenen Jahr betreute ich eine Dame, die das volle Programm eines ewig alkoholisierten Mannes zu ertragen hatte. Von Beschimpfungen über seelische Grausamkeiten bis hin zu Schlägen, die gesamte Palette kam zum Einsatz. Die Frau stand kurz vor dem Zusammenbruch, suchte Unterstützung auf Facebook und registrierte sich in unterschiedlichen Gruppen. Es steht außer Frage, dass sie in den Gruppen auch wertvolle Hinweise auf ihr künftiges Verhalten erhielt, aber sie wurde auch niedergemacht, beschimpft und letztlich landete sie bei einer Bekannten, die mich mit meiner Facebook-Gruppe „Hilfeschrei" unterstützt hatte, und bei mir. Wir gaben unser Bestes, sie befreite sich aus der Umklammerung ihres Mannes, kämpfte sich aus der Ehe und war bereit für ein neues Leben. Zumindest dachten wir das. Ich habe sie damals einen „kleinen grauen Schwan" genannt, einen jungen Schwan, der das Fliegen lernen und seinen eigenen Weg finden muss.

Sie startete neu durch, suchte eine Wohnung, ging in ihrem Job auf und lernte schnell eine neue Liebe kennen. Wir bestärkten sie, förderten ihr Selbstbewusstsein und wir rieten ihr zu dieser Verbindung. Allerdings mit dem Hinweis: „Du bestimmst die Regeln, lass Dich nie wieder beherrschen.“

Letztlich kam es anders. Der neue Partner erdrückte sie mit seiner Liebe, statt frei zu sein, war sie gefangen in der Liebe des neuen Mannes. Sie hatte sich inzwischen von uns gelöst, wir waren sicher, dass sie ihren Weg gefunden hatte, und so bestand kein Grund für eine weitere Betreuung. Nach etwa drei Monaten bekam ich erste Videos, Anrufe in der Nacht und Nachrichten, die ich nicht deuten konnte. Aktfotos, Kinderlieder und wirres Zeug. Ich fasse das Weitere in Kurzform zusammen: Ich hatte nicht bemerkt und auch nicht bemerken können, dass sie psychisch am Ende war. Klar hatte ich sie in Selbsthilfegruppen geschickt, sie war bei einem Psychologen und hatte mit einem Therapeuten die Vergangenheit aufgearbeitet, aber offensichtlich was dies alles nicht genug. Sie zerbrach an der Liebe des Mannes, der sie einengte, und der Zusammenbruch war katastrophal. Sie hatte sich wieder getrennt, lebte in ihrer alten Wohnung und wurde aufgefunden, nackt, mit Exkrementen übersät und Wände und Scheiben waren mit Fäkalien, Ketchup und Mayonnaise beschmiert.

Sie war meinem Rat gefolgt und hatte den Kontakt zu ihrem (alten) Psychologen behalten, die Tragweite ihres Zustandes war aber auch ihm nicht bewusst. Sie willigte der Einweisung in eine geschlossene Klinik zu, scheint auf einem guten Weg zu sein, sicher bin ich mir nicht. Nach dem Einzug in die Psychiatrie erhielt ich Drohanrufe ihrer Familie, vor allem von ihrem letzten Partner und ihrem Bruder. Warum, ist mir bis heute nicht bekannt, ich habe alle Beteiligten geblockt und mich auch von der Betroffenen zurückgezogen. Ich bin sehr traurig über diese Entwicklung, muss aber gestehen, dass ich diese Situation offensichtlich falsch eingeschätzt habe. Doch stünde ich heute vor der gleichen Ausgangsposition, ich würde die gleichen Ratschläge und Informationen abgeben.

Wir sind heute wieder in Kontakt, allerdings äußerst sparsam und ich rate ihr zu unbedingter Einhaltung der Maßnahmen in ihrer Therapie und der behandelnden Ärzte.

Ich möchte mit diesen Beispielen aufzeigen, wie schwierig die Betreuung aus der Ferne ist, wie sensibel der Umgang mit den Betroffenen sein sollte und wie diffizil die Beurteilung eines Vorgangs ohne Hintergrundwissen ist. Betreuung in einer Facebook-Selbsthilfegruppe kann niemals ein Ersatz für eine reale Selbsthilfegruppe sein. Eine Unterstützung, eine Zusatzbetreuung, eine Informationsquelle, ein Hilfsmittel, alles richtig. Wichtig ist der direkte Kontakt, das persönliche Gespräch und vor allem das persönliche Gespräch. Ohne Benutzernamen, Facebook-Regeln und selbst ernannten Fachleuten.

Bevor ich mit den Erlebnissen und Beschreibungen aus den Gruppen fortfahre, möchte ich auf einen weiteren Punkt eingehen. Facebook als Organisation selbst. Damit meine ich aber nicht die Unternehmensstruktur des sozialen Netzwerkes, sondern das Verhalten der Verantwortlichen.

Ich war der Meinung, dass Facebook seinen Nutzern grundsätzlich erlaubt, private Profile zu erstellen, die zur Darstellung der eigenen Person oder geschäftlichen Belangen dienen sollen. Die Vernetzung von anderen Unternehmen, Personen und Gruppen, soll durch die Annahme von Freundschaftsanfragen erfolgen. Die Anzahl von diesen „Freunden" ist auf 5000 begrenzt. Neben Facebook nutze ich auch den integrierten Messenger, und dies auf allen mobilen Geräten und dem PC. In der Realität kommen bei mir Zweifel auf.

Allein durch meine Tätigkeit in der Betreuung von Betroffenen und Angehörigen bin ich auf Facebook stark vernetzt, pflege Kontakte und koordiniere Lesungstermine und Veranstaltungen (auch) über Facebook. Das betrifft nicht nur meinen Ratgeber zum Thema „Alkohol", sondern auch die beiden Hunde-Anthologien, die ich als Herausgeber dort werblich unterstütze. Die Erlöse aus den beiden Kurzgeschichtenbänden fließen zu einhundert Prozent in karitative Organisationen, die Autoren bekommen kein Honorar und Tierschutzorganisationen wie „Tasso e. V.", „SOS-Dog. e. V."

und „IG gegen Rasselisten e. V." freuen sich über unsere Spende.

Wichtig bei allen Aktivitäten ist die permanente Erreichbarkeit der Facebook-Kontakte. Dies ist aber leider nicht gewährleistet, denn es kommt immer wieder zu grundlosen Sperrungen von Funktionen und Accounts. Man unterstellt uns, so erging es auch vielen meiner Autorenkollegen aus dem Bereich der Belletristik, finanzielle Gründe für unsere Aktivitäten, Missbrauch der Plattform und hält es nicht für nötig, auf unsere Hinweise zu reagieren. In den meisten Fällen werden die Nutzer für zehn Tage gesperrt, die Reklamation der Sperre bleibt unbeantwortet und man wird nach zehn Tagen wieder freigeschaltet. Warum erwähne ich das an dieser Stelle? Ganz einfach: Man beteiligt sich in den Foren an Diskussionen, erstellt Pläne und entwickelt gemeinsam mit anderen Strategien. Der Betroffene wartet auf Reaktionen und Antworten, diese sind aber nicht mehr möglich, weil die Kommunikation durch FB unterbrochen wurde. In meinem Fall, ich wurde über fünf Monate lang regelmäßig gesperrt, erhielt ich immer unmittelbar mit der Sperre Facebook-Angebote zum Thema Werbung auf FB. Klar muss (und soll) Facebook Geld verdienen. Das ist durchaus legitim und nachvollziehbar, aber die grundlosen Sperren gleichzeitig zu nutzen, um die Nutzer zu einer bezahlten Werbung zu veranlassen, halte ich schlicht gesagt für eine Form der Erpressung.

„Buche bei uns Werbung, dann kannst du auf FB weitermachen."

Ich habe dies stets abgelehnt und es wäre auch nicht machbar, denn ich verdiene mit den Büchern kein Geld, sondern sehe die Aufgabe in der Unterstützung von Betroffenen. Mich ärgert das Verhalten von Facebook sehr. Ein anderer Fall ist vielleicht besser verständlich: Eine Autorenkollegin organisierte eine Aktion, an der sich über hundert Autoren bundesweit beteiligten. Sie spendeten signierte Exemplare ihrer Bücher, darunter auch sehr namhafte Leute, das Spektrum reichte vom Debütautor bis zum Bestsellerautor. Die Aktion sollte eine junge Weißrussin unterstützen, die an einer seltenen Krankheit leidet. Geplant waren ein Aufruf und eine

Versteigerung der Bücher, um die Kosten für die Operation und Versorgung der 13-Jährigen zu gewährleisten. Bereits kurz nach dem Einstellen der Beiträge und Bilder wurden der Kollegin ausschließlich finanzielle Interessen unterstellt und sie wurde in ihren Möglichkeiten von Facebook beschnitten und letztlich blockiert. Dass die Auktion letztlich doch noch ein Erfolg wurde, war der Autorin, ihrem Einsatz und der Bereitwilligkeit von Hood.de zu verdanken, die Unterstützung angeboten hatten und die Auktion abwickelten.

Ich kann verstehen, dass die Organisation Facebook, mit seinen rund zwei Milliarden Usern, zu unübersichtlich ist und auf Einzelschicksale keine oder nur wenig Rücksicht genommen werden kann. Es sollte aber möglich sein, zwischen gewerblich und privat und vor allem zwischen karitativ oder eigennützig zu unterscheiden. Unlängst sperrte Facebook diverse Gruppen ohne Vorwarnung. Dabei ging es um Themen aus den Bereichen alternativer und ganzheitlicher Medizin. Betroffen war in erster Linie eine Gruppe, die sich mit einem Wirkstoff befasste, der in die Kritik geraten ist. Die Auswirkung dieser Sperre war fatal, denn auch viele andere Gruppen waren betroffen, wurden abgeschaltet oder gelöscht. Ich finde es absolut okay, dass gefährliche/gefährdende Gruppen einer Kontrolle unterliegen, aber es sollte mit Augenmaß erfolgen.

Ob ein User gesperrt wird, der zum hundertfünfzigsten Mal sein Abendessen auf Facebook postet, oder die Dackelfreundin den fünfzigsten Kothaufen ihres Lieblings der Öffentlichkeit preisgibt, ist mir völlig gleichgültig. Einem Betroffenen aber, der dringend auf eine (anonyme) Reaktion wartet, diese vorzuenthalten und darauf zu warten, dass der Administrator eine Werbung bucht, halte ich für fragwürdig.

Die Kriterien, nach denen Facebook wertet und bewertet, sind nicht nachvollziehbar und damit sind wir wieder zurück im persönlichen Erfahrungsbereich. Ich bin auf Facebook in einigen Gruppen aktiv. Dabei geht es nicht ausschließlich um meine Aktivitäten im Bereich und Umfeld des Alkoholismus, sondern häufig auch in lokalen Gruppen, fachlichen Interessengemeinschaften und in Autorenkreisen. Immer wieder stelle ich fest, dass Mitglieder sich nicht mit realen Namen dort angemeldet haben, Unruhe stiften und einfach nur stören und provozieren wollen.

Solange ausschließlich das private Profil betroffen ist, das eigene Ego damit gestärkt werden soll oder nur die Hirnlosigkeit dokumentiert wird, ist mir auch dies wiederum egal. Kritisch wird es allerdings in den fachlichen Gruppen, besonders wenn es um Krankheiten geht, und hier greife ich wieder auf Beispiele aus dem Bereich des Alkoholismus zurück. Ich will keinesfalls unterstellen, dass sich in den Foren nur Schwachmaten äußern, aber die Kombination von Menschen ohne reales Profilbild, gepaart mit Pseudonymen wie „Beinhart", „Monsterpussi" oder die sich als Sportgemeinschaft „Monster" nennen und mit Schlagringen und ekelhaften Waffen präsentieren, gehören nicht in die Gruppen und sollten entfernt werden. Nicht immer sind die Ansichten und Absichten der Gruppenmitglieder leicht zu erkennen. Seit Jahren gibt es Streitigkeiten um die Nutzung von Facebook mit Pseudonymen. Die Nutzer sind heute gezwungen, sich mit ihrem realen Namen zu registrieren, allerdings wird diese Regel immer wieder unterlaufen und FB sperrt diese Nutzer aus. Allerdings hat dies nichts mit dem Nutzernamen zu tun, hier sind vielfältige Möglichkeiten gegeben und diese werden auch genutzt.

Ich habe viele Fälle erlebt, in denen unter dem Deckmäntelchen des Pseudonyms Menschen verunglimpft wurden, beleidigt oder aber einfach nur beschimpft. Dies ist leider bei Facebook zum Alltag geworden, Beleidigungen, Verleumdungen und üble Nachreden kommen täglich vor. Im Grunde genommen kein Problem, denn jeder ist für sich selbst verantwortlich, und wer sich auf Facebook und in seine Gruppen begibt, der muss auch mit den Konsequenzen leben.

5. Fachliche Kompetenz?

Für mich ist eines der größten Probleme in den Gruppen die fehlende fachliche Kompetenz. Es gibt keine Regulierung durch Facebook, es gibt keine Mindestanforderungen und es gibt kaum Kontrolle. Insbesondere in Gruppen, in denen es um die Gesundheit der Mitglieder geht, in denen Krankheiten besprochen und/oder Tipps gegeben werden, die Lebensabläufe beeinflussen oder verändern können. So wäre es aus meiner Sicht ein Leichtes, nur Suchtgruppen zu akzeptieren, in denen der Administrator eine Ausbildung/Weiterbildung als Suchtberater gemacht hat. Da dies von Facebook weder gewollt noch unterstützt und schon gar nicht vorgeschrieben wird, sollten die Nutzer selbst darauf achten, wer in der jeweiligen Gruppe das Sagen hat.

Gerne die einzelnen Gruppen testen, eintreten und Diskussionen beginnen, daran teilnehmen oder einfach nur still mitlesen. Dann ein Urteil bilden und selbst entscheiden, ob der Aufenthalt in der Gruppe sinnvoll ist oder nicht. Nicht lange warten, am besten testen. Insbesondere beim stillen Mitlesen, also inaktiver Beteiligung, kann man sich ein Urteil bilden und schnell erkennen, in welche Richtung die einzelnen Beiträge laufen.

Ich sage bei Lesungen/Gesprächen immer wieder: Ruhig mehrere Gruppen testen, man muss sich wohlfühlen und fallen lassen können. Wenn sich Unbehagen einschleicht, es ungemütlich ist, die Mitglieder arrogant, selbstherrlich oder unfair sind, die Gruppe sofort verlassen. Dies betrifft immer die reale Selbsthilfegruppe, gilt aber für die Gruppen in den sozialen Medien erst recht. Der Weg in eine Gruppe und auch wieder raus aus der Gruppe ist schnell vollzogen und das Angebot ist groß. Es ist auch völlig normal, dass es zu dieser Thematik viele Meinungen gibt, jeder sieht die Situation und die Möglichkeiten anders. Würden wir auf Facebook eine Umfrage starten und die Meinung von hundert Leuten zum Thema „Reale

Selbsthilfegruppe oder Facebook" einholen, es kämen garantiert mehr als zweihundert unterschiedliche Auffassungen zustande. Eine sehr treffende und fachlich fundierte Antwort erhielt ich von Steffen Kossatz, einem guten Bekannten aus dem Bereich trockener Alkoholiker, einem Menschen, den ich sehr schätze. Er beschreibt die Situation wie folgt:

„Vorab: Ich finde Selbsthilfegruppen sehr wichtig. Es gibt allerdings keine allumfassende Regelung, welche besagt, wann wie oft und ob überhaupt und, wenn ja, in welche SHG man gehen sollte. So verschieden die Wege in die Sucht sind, so verschieden sind auch die Wege in die Abstinenz. Was für den einen gut ist, muss es für den anderen nicht unbedingt ebenfalls sein. Daher ist es meine individuelle Entscheidung, welchen Weg ich gehe, mit oder ohne SHG.

Nach meinem Tiefpunkt war ich der Meinung, dass eine Langzeittherapie (nach einigen vergeblichen anders gearteten Anläufen) die einzige Lösung für mich ist. Im Nachgang betrachtet war es auch so. In der LZT habe ich gelernt, mit meiner Alkoholsucht umzugehen und sie als Teil von mir zu akzeptieren. Ich kam nicht ‚geheilt‘ dort heraus, aber mit dem Rüstzeug, meinen weiteren Weg ohne Alkohol zu gehen. Und ‚mit dem Rüstzeug‘ heißt, ohne weitere fremde Hilfe, ohne Therapeuten. Ich habe Wege aufgezeigt bekommen, gehen muss ich sie nun alleine. Oder vielleicht nicht ganz, denn es gibt Menschen mit demselben Problem. Und die treffen sich in Selbsthilfegruppen, Gruppen mit Hilfe zur Selbsthilfe.

Ein paar Wochen vor meiner Entlassung aus der LZT durfte ich auf ein Wiedereingewöhnungswochenende nach Hause. Man legte mir nahe, die Zeit zu nutzen, um mir eine SHG zu suchen. Im Vorfeld recherchierte ich also, was da so in meiner Nähe im Angebot ist, und besuchte an meinem Heim-Wochenende eine Gruppe des Blauen Kreuzes. Die gefiel mir und ich beschloss, sie nach der LZT regelmäßig zu besuchen, was ich auch tat. Kurz vor der Entlassung aus der LZT hatte ich ziemliche Angst, was mich in der ‚Freiheit‘ erwartet. Wie komme ich jetzt klar ohne die schützende Glocke, ohne Therapeuten, ohne den vorgegebenen geregelten Tagesablauf? Ich fieberte meinem ersten ,scharfen' Besuch meiner SHG entgegen. Lockere Atmosphäre, alles Leute, die wissen, was ich habe. Es dauerte nicht lange und ich konnte mich öffnen. Und genau das war ein sehr wichtiger Schritt, denn ich weiß nicht, ob ich das auch ohne SHG gekonnt hätte. Das gab mir den Mut, auch später in der Öffentlichkeit offen mit meiner Sucht umzugehen, was sich als wichtiger Teil meines abstinenten Weges entpuppte.

Nach einem Jahr löste sich die Gruppe leider auf. Ich habe seitdem keine weitere mehr besucht. Ich habe dort gelernt, auf eigenen Füßen zu stehen und meinen Weg in zufriedener Abstinenz weiter zu gehen. Aber das ist MEIN Weg. Ich kenne Leute, die gehen noch nach zwanzig Jahren und mehr regelmäßig in ihre SHG. Jeder muss das tun, was ihm guttut.

Nach Jahren bekam ich mit, dass es bei Facebook ebenfalls Alkoholiker-Gruppen gibt. Ich trat einigen bei, nicht jede war für mich die richtige. Das ist wie bei den realen SHGs – man kann ruhig eine Weile suchen und die für sich richtige wählen, ich finde das sogar sehr wichtig. Es muss nicht unbedingt die erste auch gleich die richtige sein. Nicht die Flinte ins Korn werfen und weitersuchen, die Auswahl ist groß und es gibt sicher für jeden das Passende.

Zu den Online-Gruppen gibt es geteilte Auffassungen. Ich bin der Meinung: Sie sind gut und wichtig in Ergänzung zu einer realen SHG, ersetzen aber keinesfalls eine solche. Es findet reger Austausch statt, es gibt kontroverse Diskussionen, viele wertvolle Beiträge, eine Fülle von Erlebtem und jeder hat die Möglichkeit, sich daraus etwas für sich zu entnehmen. Aber leider gibt es auch wegen der Anonymität Ausraster, mit denen nicht jeder umgehen kann, und vor allem fehlen wichtige persönliche Kontakte. Ebenso lassen einige ihrem Frust freien Lauf, eine zunächst sinnvolle Diskussion beschäftigt sich plötzlich nur noch mit einem einzelnen Kommentar und der Rahmen ist schnell gesprengt. Ist man in der Lage, die für sich wichtigen Beiträge, Anregungen, Tipps und Hinweise herauszulesen, kann eine FB-

Gruppe Hilfe sein. Allerdings ist auch große Vorsicht geboten, da viele nasse Alkoholiker auf der Suche nach einem Weg oft auch nicht unterscheiden können, was gut für sie ist und was nicht. Es gab z. B. des Öfteren die Diskussion um ‚kontrolliertes Trinken als Alkoholiker‘. Leider gibt es einige, die diesen Weg für gutheißen. Was liegt nun für einen ‚frisch Trockenen‘ oder ‚noch Nassen‘ näher, diesen vermeintlich einfachen Weg auszuprobieren? Dass das in die Hose geht und ein böses Erwachen zur Folge hat, liegt nahe.

Zu guter Letzt kann ich sagen, dass meine SHG nach der LZT sehr wichtig war für mich. Sie hat mir sehr geholfen, meine ersten Schritte ohne professionelle Hilfe zu gehen, sie hat mich die erste Zeit auf meinem abstinenten Weg begleitet und mir geholfen, diesen weiterzugehen. Ich würde jedem, der sich aufrichtig und endgültig für ein Leben ohne Alkohol entschieden hat, raten, sich einer realen SHG anzuschließen. Einen Fehler kann man damit nicht machen, höchstens wichtige Erfahrungen sammeln. Für die Ergänzung durch eine Online-Gruppe ist später auch noch Zeit, am besten, wenn man sich selbst als gefestigt betrachtet und in der Lage ist, bzgl. Alkoholsucht Wichtiges von Unwichtigem zu unterscheiden.

Das alles sind meine ureigenen Erfahrungen, das muss nicht auf jeden zutreffen. Es gilt: Jeder findet seinen eigenen Weg.“

Ein sehr treffender Beitrag über das Leben mit Facebook, den ich mit ganzem Herzen unterstütze. Dennoch möchte ich das Thema zu einem provokanten Ende führen. Am 4. April 1775 wurde in Deutschland der letzten Hexe der Prozess gemacht. Die geistliche und weltliche Gerichtsbarkeit verurteilte die letzte Hexe, vollstreckte aber das Urteil nie. Danach wurde die Hexenjagd offiziell eingestellt und nur der Begriff ist uns geblieben.

6. Hexenjagd 2018

Im Jahr 2003 entwickelte Mark Zuckerberg den Vorgänger des heutigen Facebook. Zuckerberg erschuf ein öffentliches Bewertungssystem für bzw. über das Aussehen von Frauen, stellte Fotos von Studentinnen ohne deren Erlaubnis ins Internet und ließ aus zwei Fotos das attraktivere wählen. Nach starken Protesten wurde die Plattform eingestellt und ging 2004 in der heutigen Facebook-Form ins Netz. Beim Begriff „Hexenjagd" handelt es sich um eine öffentlich geführte, verleumdende Kampagne gegen eine Person. Zu erleben tagtäglich auf Facebook (auch in anderen sozialen Medien), die Betroffenen sind meist ungeschützt, können sich nicht wehren und werden (teilweise) gnadenlos verfolgt, beschimpft und niedergemacht. Anonymität, die Möglichkeit, sich zu verstecken, zu hetzen, ohne erkannt zu werden, zu beleidigen, ohne belangt zu werden, und eigenen Frust abzubauen, führt zu unglaublichen Ausuferungen. Menschen mit einem geschwächten Selbstbewusstsein, deren Selbstwertgefühl in den Jahren der Sucht oder der Mitbetroffenheit den Nullpunkt erreicht haben, können diese Gefahren oft nicht einschätzen. Sie suchen Unterstützung, Hilfe, Beratung und die Möglichkeit eines fundierten Austausches. Ein verantwortungsvoller Administrator und verantwortungsvolle Gruppenmitglieder können hier wirkungsvoll unterstützen, können einen wesentlichen Beitrag zur Erreichung eines „Miteinanders" leisten, können aber auch das totales Desaster anrichten. Unsachliche Diskussionen, unfachliche Ratschläge, vor allem aber auch ein inakzeptabler Umgang mit den Betroffenen können verheerende Folgen haben und die Menschen gesundheitlich schädigen. Mit diesem Wissen und dieser Erkenntnisse sollten sich alle Beteiligten überlegen, welche Aktionen wir auf Facebook ausführen. Die Administratoren sollten sich bewusst sein, welchen Stellenwert die Kranken den Gruppen einräumen, und letztlich sollten sich alle Betroffenen die Frage stellen: Ist der Besuch einer realen Selbsthilfegruppe machbar, wenn ja, sollten sie nicht zögern, sondern sich umgehend dort anmelden und die Facebook-Gruppe als zusätzliches Instrument nutzen. Aber Vorsicht – nur in den Gruppen bleiben, wenn das Gefühl gut ist und die Ratschläge weiterführen. Andernfalls die Gruppe sofort verlassen.

Ich habe lange überlegt, ob ich zum Abschluss dieses Kapitels eine lange Liste von verfügbaren Selbsthilfegruppen einfüge, um die Suche nach einer Selbsthilfegruppe in Ihrer Nähe zu erleichtern. Ich habe mich aber anders entschieden, denn wir reden hier über die Auswirkungen und Einflüsse der sozialen Netzwerke und die Suche im Internet. Die umfangreichste Sammlung und Darstellung (fast) aller realen Selbsthilfegruppen findet man unter: https://www.nakos.de/.

In der übersichtlich angeordneten Maske erhält man die Möglichkeit, in der direkten Umgebung nach zentralen Selbsthilfegruppen zu suchen oder aber auch nach Fachgebieten zu selektieren. Träger der NAKOS ist die Deutsche Arbeitsgemeinschaft Selbsthilfegruppen e. V. (DAG SHG). Bedingt durch die große Anzahl an erfassten Daten, werden die Informationen oft nur über die zentrale Adresse der jeweiligen Gruppe angezeigt. Man muss also zunächst die deutsche Zentralstelle anwählen und sich von dort weiterhangeln.

Nakos, Koskon (Koordination für Selbsthilfe-Kontaktstelle in NRW) und das Selbsthilfe-Büro Niedersachsen geben jährlich Informationen über Selbsthilfekontaktstellen im gesamten Bundesgebiet heraus. Neben der bereits erwähnten Nakos-Adresse sind auch www.koskon.de und www.selbsthilfebuero.de im Internet abrufbar und stellen alle Informationen zur Verfügung.

Gerne weise ich aber an dieser Stelle auch noch einmal auf meine eigene Mailadresse Hilfeschrei@t-online.de hin, im Bedarfsfall stehe ich für weitere Informationen und Unterstützung bereit.

7. Zusammenfassung

Ich möchte noch einmal einige Gründe für den Besuch einer realen Selbsthilfegruppe zusammenfassen:

In den vorangegangenen Kapiteln bin ich auf die Schwierigkeiten eingegangen, die ein Entzug alleine mit sich bringen kann. Besonders im Zeitalter der Singlehaushalte und der vielfachen Eheverweigerung gewinnen die Selbsthilfegruppen mehr und mehr Bedeutung. „Du bist nicht allein, weder als Mensch noch mit deinen Problemen." Die Gemeinschaft trägt dich und die Probleme des Einzelnen werden (auch) zu den Problemen der Gruppe und umgekehrt. Der direkte Austausch von Mensch zu Mensch, von Betroffenen mit den gleichen Problemen, hilft, die Krankheit besser zu verstehen. Ich bezeichne die Selbsthilfegruppen oft als Wikipedia des realen Lebens. Eine riesige Sammlung von Informationen, Erfahrungen und Wissen, und das alles auf Augenhöhe. Anders als bei Facebook bleiben die Gespräche tatsächlich im Raum und unter den Beteiligten. Der angebliche Vorteil, das Facebook immer erreichbar ist, gilt auch für die reale Selbsthilfe. Selbsthilfegruppen gibt es in jeder Stadt und sie sind für jeden erreichbar.

Die aufgeführten Möglichkeiten gelten sowohl für jeden Suchtkranken, als auch für die Angehörigen.

In den Wochen und Monaten, die ich mit der Arbeit an diesem Buch verbracht habe, ist mir klargeworden: Ich kann nicht alle Fragen zu den Themen beantworten. Es werden welche offenbleiben. Ich arbeite seit über einem Jahr fast täglich mit Menschen zusammen, die in irgendeiner Art und Weise mit der Thematik befasst sind, die davon betroffen sind oder aber sich stark mit den Betroffenen identifizieren. Auch diese Erfahrungen und Informationen sind in die Texte eingeflossen. Der Ratgeber soll eine begleitende Unterstützung darstellen, die Probleme bei der Bewältigung der

Sucht und ihrer Folgen zu bewältigen.

Das Buch soll unterstützen, beraten, informieren und darüber hinaus Angehörigen eine Hilfe beim Verständnis der Problematik anbieten.

Es ersetzt keine Selbsthilfegruppe, keine Suchtberatung, keinen Psychologen und keine therapeutische Behandlung. Es soll informieren und aufzeigen, dass die Betroffenen nicht alleine sind.

Wie schon bei *Alkohol – Die Gefahr lauert überall!* wäre es ein Riesenerfolg, wenn einigen wenigen geholfen würde.

Kontaktadressen

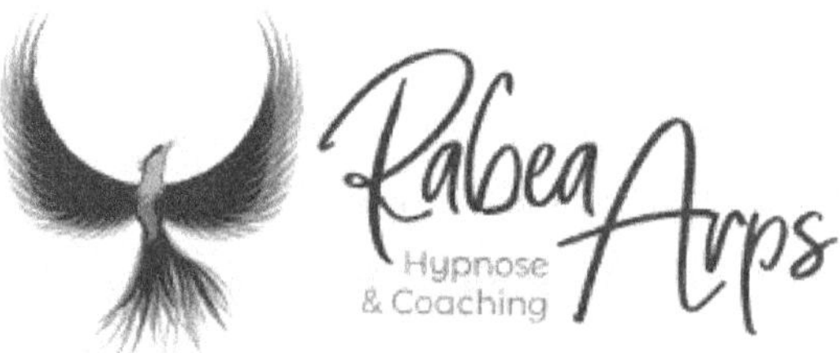

Damm 75
25421 Pinneberg
Tel: 040 730 80 690
Mail: info@rabea-arps.de
Termine nach Vereinbarung,
von 09.00–19.00 Uhr

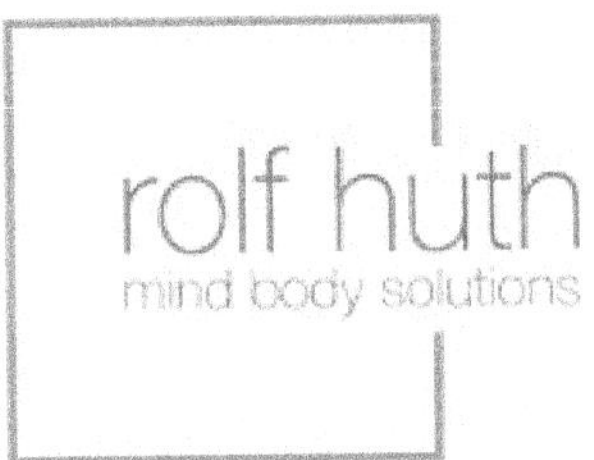

Schwittenesstr. 9
42579 Heiligenhaus
rolfhuth.de
info@rolfhuth.de

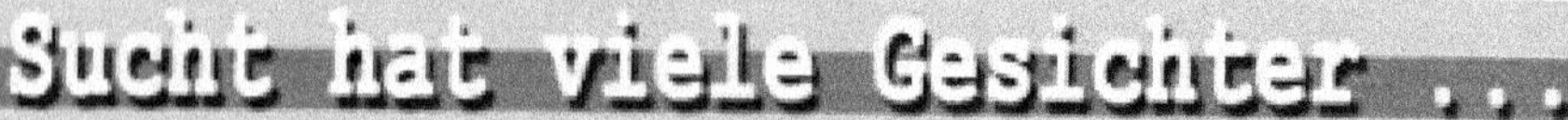

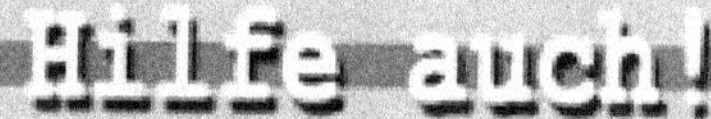

Koordinierungsstelle bundesweiter
Lotsennetzwerke: Marina Knobloch
E-Mail: knobloch@fdr-online.info

Projektleiter für Thüringen: Frank Hübner
fdr fachverband drogen- und suchthilfe e.V.
Dubliner Str. 12 - 99091 Erfurt
Telefon: 0361 3461746 - Fax: 0361 3462023
Mobil: 0162 6175516
E-Mail: lotsennetzwerk@googlemail.com
www.lotsennetzwerk.de

Lotsennetzwerk Thüringen

BURKHARD THOM

ALKOHOL
DIE GEFAHR LAUERT ÜBERALL

Ratgeber

Mein Leben nach dem Suff
und mein Verhalten nach dem Entzug

25 Lebensmittelkonzerne beschreiben ihre Inhaltsstoffe
(in welchen Lebensmitteln befindet sich Alkohol)

33 Gerichte eines Sternerestaurants ohne Alkohol

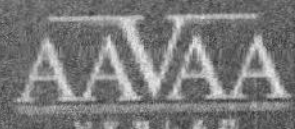

AAVAA
VERLAG

„Ich bin wahrlich nicht stolz, gesoffen zu haben, aber ich bin stolz, ein trockener Alkoholiker zu sein!"

Ich habe über vierundzwanzig Jahre lang gesoffen und darüber ein Buch *Alkohol – Die Gefahr lauert überall!* geschrieben. Im Mittelpunkt steht aber nicht mein Trinkerdasein. Vielmehr richte ich meinen Blick, als trockener Alkoholiker, auf die Co-Abhängigkeiten des Umfeldes.

Ein Familienmitglied, Freunde, Bekannte oder Kollegen trinken zu viel. Abhängigkeit droht? Wie verhalte ich mich? Ist es schon kritisch? Spreche ich die Person an?

Bücher mit autobiografischen Lebensbeschreibungen gibt es viele am Markt. Dieses Buch richtet sich an das Umfeld der Betroffenen, an Menschen, die mit Alkoholikern leben. Hilft, erste Anzeichen von Sucht oder Suchtgefahr zu erkennen, und soll Unterstützung geben, bei der Bewältigung dieser Anzeichen.

Ob in den „Quengelzonen" im Supermarkt, an der Kasse in der Tankstelle, auf der Speisekarte im Nobelrestaurant, überall versteckt sich der Feind Alkohol.

Du glaubst, du bist stark? Der Alkohol ist in jedem Fall stärker.

Ratschläge, Tipps, Warnungen und Verhaltensregeln aus der Sicht eines trockenen Alkoholikers. Nicht mit erhobenem Zeigefinger, sondern mit sachlichen Tipps, um die Gefahren zu erkennen und, vor allem, um nach einer erfolgreichen Therapie Rückfälle zu vermeiden und zu verhindern.

„Ich kann keine Garantie übernehmen, dass der Inhalt des Buches aus der Sucht führt, aber wenn es gelingt, einigen wenigen die Rückkehr in ein normales Leben zu ermöglichen, dann hat sich der Aufwand gelohnt."

V. Wichtige Adressen

Insbesondere in unserer schnelllebigen Zeit ist es sehr schwer, eine aktuelle Auflistung von Kontaktadressen zu erstellen. Telefonnummern ändern sich, Ansprechpartner wechseln und auch die Büroanschriften sind nicht immer aktuell. Aus meiner Sicht verfügt die Deutsche Hauptstelle für Suchtfragen e. V. über die aktuellsten Daten, deshalb übernehme ich die Angaben von der aktuellen Website (http://www.dhs.de/dhs/landesstellen.html).

Deutsche Hauptstelle für Suchtfragen e. V.
59065 Hamm
Westenwall 4
Tel.: +49 2381 9015-0
Fax: +49 2381 9015-30
info@dhs.de

„Die Landesstellen für Suchtfragen sind Anlaufstellen und Dachorganisationen für die in der Suchthilfe und -prävention tätigen Verbände und Einrichtungen in den Bundesländern (außer Mecklenburg-Vorpommern). Sie sind autonom und keine Untergliederung der DHS. Die Bundesarbeitsgemeinschaft der Landesstellen für Suchtfragen gehört der DHS als kooperierende Organisation an."

Brandenburgische Landesstelle für Suchtfragen e. V.
14467 Potsdam

Behlertstr. 3a, Haus H1
Ansprechpartnerin: Andrea Hardeling
Tel.: +49 331 581380-0
Fax: +49 331 581380-25
info@blsev.de
www.blsev.de

Bremische Landesstelle für Suchtfragen (BreLs) e. V.
    28195 Bremen
Kolpingstr. 7
Ansprechpartnerin: Eva Carneiro Alves
Tel.: +49 421 2007438
Fax: +49 421 2007431
info@brels.de
www.brels.de

Hamburgische Landesstelle für Suchtfragen e. V.
20095 Hamburg
Burchardstr. 19
Ansprechpartnerin: Linda Heitmann
Tel.: +49 40 303865
linda.heitmann@landesstelle-hamburg.de
www.landesstelle-hamburg.de

Hessische Landesstelle für Suchtfragen e. V. (HLS)
60325 Frankfurt a.M.
Zimmerweg 10
Ansprechpartnerin: Susanne Schmitt
Tel.: +49 69 71376777
Fax: +49 69 71376778

hls@hls-online.org
www.hls-online.org

Koordinierungsstelle der bayerischen Suchthilfe
80336 München
Lessingstr. 1
Ansprechpartnerin: Kornelia Poth
Tel.: +49 89 536515
Fax: +49 89 5439303
info@kbs-bayern.de
www.kbs-bayern.de

Landesstelle Berlin für Suchtfragen e. V.
10585 Berlin
Gierkezeile 39
Ansprechpartnerin: Angela Grube
Tel.: +49 30 3438916-0
Fax: +49 30 3438916-2
buero@landesstelle-berlin.de
www.landesstelle-berlin.de

Landesstelle für Suchtfragen der Liga der Freien Wohlfahrtspflege in Baden-Württemberg e. V.
70173 Stuttgart
Stauffenbergstr. 3
Ansprechpartnerin: Eva Weiser
Tel.: +49 711 61967-31
Fax: +49 711 61967-68
info@suchtfragen.de
www.suchtfragen.de

Landesstelle für Suchtfragen im Land Sachsen-Anhalt
39112 Magdeburg
Halberstädter Str. 98
Ansprechpartnerin: Helga Meeßen-Hühne
Tel.: +49 391 5433818
Fax: +49 391 5620256
info@ls-suchtfragen-lsa.de
www.ls-suchtfragen-lsa.de

Landesstelle für Suchtfragen Rheinland-Pfalz
67346 Speyer
Karmeliterstr. 20
Ansprechpartnerin: Anette Schilling
Tel.: +49 6232 664-254
Fax: +49 6232 664-142
anette.schilling@diakonie-pfalz.de
www.liga-rlp.de

Landesstelle für Suchtfragen Schleswig-Holstein e. V.
24119 Kronshagen
Schreberweg 5
Ansprechpartner: Björn Malchow
Tel.: +49 431 5403-340
Fax: +49 431 5403-355
sucht@lssh.de
www.lssh.de

Landesstelle Sucht NRW
50663 Köln
c/o Landschaftsverband Rheinland

Dezernat 8
Ansprechpartnerin: Dorothee Mücken
Tel.: +49 221 809-7794
Fax: +49 221 809-6657
kontakt@landesstellesucht-nrw.de
www.landesstellesucht-nrw.de

Niedersächsische Landesstelle für Suchtfragen e. V.
30159 Hannover
Grupenstr. 4
Ansprechpartner: Michael Cuypers
Tel.: +49 511 626266-0
Fax: +49 511 626266-22
info@nls-online.de
www.nls-online.de

Saarländische Landesstelle für Suchtfragen e. V.
c/o Caritas-Zentrum Saarpfalz
66424 Homburg
Schanzstr. 4
Ansprechpartner: Andreas M. Heinz
Tel.: +49 6841 934850
Fax: +49 6841 9348519
andreas.heinz@caritas-speyer.de
www.landesstelle-sucht-saarland.de

Sächsische Landesstelle gegen die Suchtgefahren e. V.
01099 Dresden
Glacisstr. 26
Ansprechpartner: Dr. Olaf Rilke

Tel.: +49 351 8045506
Fax: +49 351 8045506
info@slsev.de
www.slsev.de

Thüringer Landesstelle für Suchtfragen e. V.
99096 Erfurt
Werner-Seelenbinder-Str. 14
Ansprechpartnerin Dörte Peter
Tel.: +49 361 7464585
Fax: +49 361 7464587
info@tls-suchtfragen.de
www.tls-suchtfragen.de

Selbsthilfegruppen:

Bundesweit arbeitende Selbsthilfegruppen bieten fachliche Unterstützung, Beratung und informieren über Möglichkeiten zur Hilfe von Betroffenen. Immer aus der Sicht von Betroffenen, Menschen also, die ähnliche Schicksale bewältigt haben. Dabei geht es neben alltäglicher Beratung in erster Linie um Informationen rund um Diagnostik, Therapie und Rehabilitation. Die Liste ist sicher nicht vollständig, dient aber zur Auswahl einer ersten Kontaktinformation. Von den jeweiligen Geschäftsstellen erhält der Interessierte weitere Infos über Kontakte in seiner Region. Die hier aufgeführten Adressen sind aktualisiert (Stand 10.September 2018).

AA – Anonyme Alkoholiker – Interessengemeinschaft e. V.
Selbsthilfegemeinschaft für Männer und Frauen, die ein Alkoholproblem haben, die mit dem Trinken aufhören wollen. Anonyme Alkoholiker Interessengemeinschaft e. V.
Waldweg 7
84177 Gottfrieding-Unterweilnbach
Tel.: 08731-325 73-0
aa-kontakt@anonyme-alkoholiker.de
www.anonyme-alkoholiker.de

Al-Anon *– Selbsthilfegemeinschaft für Angehörige und Freunde von Alkoholikern.*
Al-Anon hat in Deutschland über 900 Selbsthilfegruppen.
Emilienstraße 4
45128 Essen
Tel.: 0201 - 77 30 07
zdb@al-anon.de

www.al-anon.de

ARWED e. V. – *Arbeitsgemeinschaft der Rheinisch-Westfälischen Elternkreise Drogengefährdeter und Abhängiger Menschen in NRW*
Bahnhofstraße 41
58095 Hagen
Tel.: 02331 - 34 80 673
Fax: 02331 - 36 76 29
arwedev@web.de
www.arwed-nrw.de

AS-Aktive Suchthilfe e. V. Hamburg
Repsoldstr. 4
20097 Hamburg
Tel.: 040 - 280 21 70
E-Mail: info@aktive-suchthilfe.de
Internet: www.aktive-suchthilfe.de

Blaues Kreuz in Deutschland e. V.
Schubertstr. 41
42289 Wuppertal
Telefon: 0202-620030
Telefax: 0202-6200381
E-Mail: bkd@blaues-kreuz.de oder b.becker@blaues-kreuz.de
Internet: www.blaues-kreuz.de und www.bluprevent.de

Condrobs e. V.
Mit über 40 Einrichtungen einer der größten überkonfessionellen Träger für soziale Hilfsangebote in Bayern.
Heßstr. 134

80797 München
Tel.: 089/38 40 82 0
E-Mail: online@condrobs.de
Internet: www.condrobs.de

Deutscher Caritasverband e. V.
Karlstr. 40
79104 Freiburg
Tel.: 0761- 200 0
Mail: info@caritas.de
Internet:
http://www.caritas.de/hilfeundberatung/onlineberatung/suchtberatung/

Drogenhilfe Köln gGmbH
Victoriastr. 12
50668 Köln
Tel.: 0221/91 27 97 0
Mail: gesamtleitung@drogenhilfe-koeln.de
Internet: www.drogenhilfe-koeln.de
Spezielle Seite zum Thema Mediensucht: www.websucht.info

EKSEV – Erwachsene Kinder aus Suchtkranken-Familien – eine Selbsthilfegemeinschaft für Erwachsene, die als Kinder in einer suchtkranke Familie aufgewachsen sind.
info@eksev.org
www.eksev.org

die Fleckenbühler
Stationäre Sucht-Selbsthilfeorganisation mit Sofort-Aufnahme und Beratung

Hof Fleckenbühl
Fleckenbühl 6
35091 Cölbe
Tel.: 06427/92210
Haus Frankfurt
Kelsterbacher Str. 14
60528 Frankfurt
Tel.: 069/9494490
E-Mail: info@diefleckenbuehler.de
Internet: www.diefleckenbuehler.de

Freundeskreise für Suchtkrankenhilfe Bundesverband e. V.
Selbsthilfeorganisation für Süchtige und deren Angehörige. Es gibt etwa
800 Gruppen in Deutschland.
Untere Königsstr. 86
34117 Kassel
Tel.: 0561 - 78 04 13
E-Mail: mail@freundeskreise-sucht.de
Internet: www.freundeskreisebv.de

Guttempler in Deutschland e. V.
Adenauerallee 45
20097 Hamburg
Telefon: 040 28407699-0
E-Mail: info@guttempler.de
Internet: www.guttempler.de

Kreuzbund e. V. *– Selbsthilfe- und Helfergemeinschaft für Suchtkranke*
und deren Angehörige. Es gibt in Deutschland 1550 Gruppen.
Kreuzbund Bundesgeschäftsstelle

Münsterstr. 25
59065 Hamm
Tel.: 02381 - 67 27 20
E-Mail: info@kreuzbund.de
Internet: www.kreuzbund.de

NACOA – Interessenvertretung für Kinder aus Suchtfamilien e. V.
Gierkezeile 39
10585 Berlin
Tel.: 030 - 35 12 24 30
E-Mail: info@nacoa.de
Internet: www.nacoa.de

Selbsthilfe Sucht in der AWO
Arbeiter Wohlfahrt
Bundesverband e. V.
Blücherstraße 62-63
10961 Berlin
Tel.:030 26309-157
suchthilfe@awo.org
www.awo.org

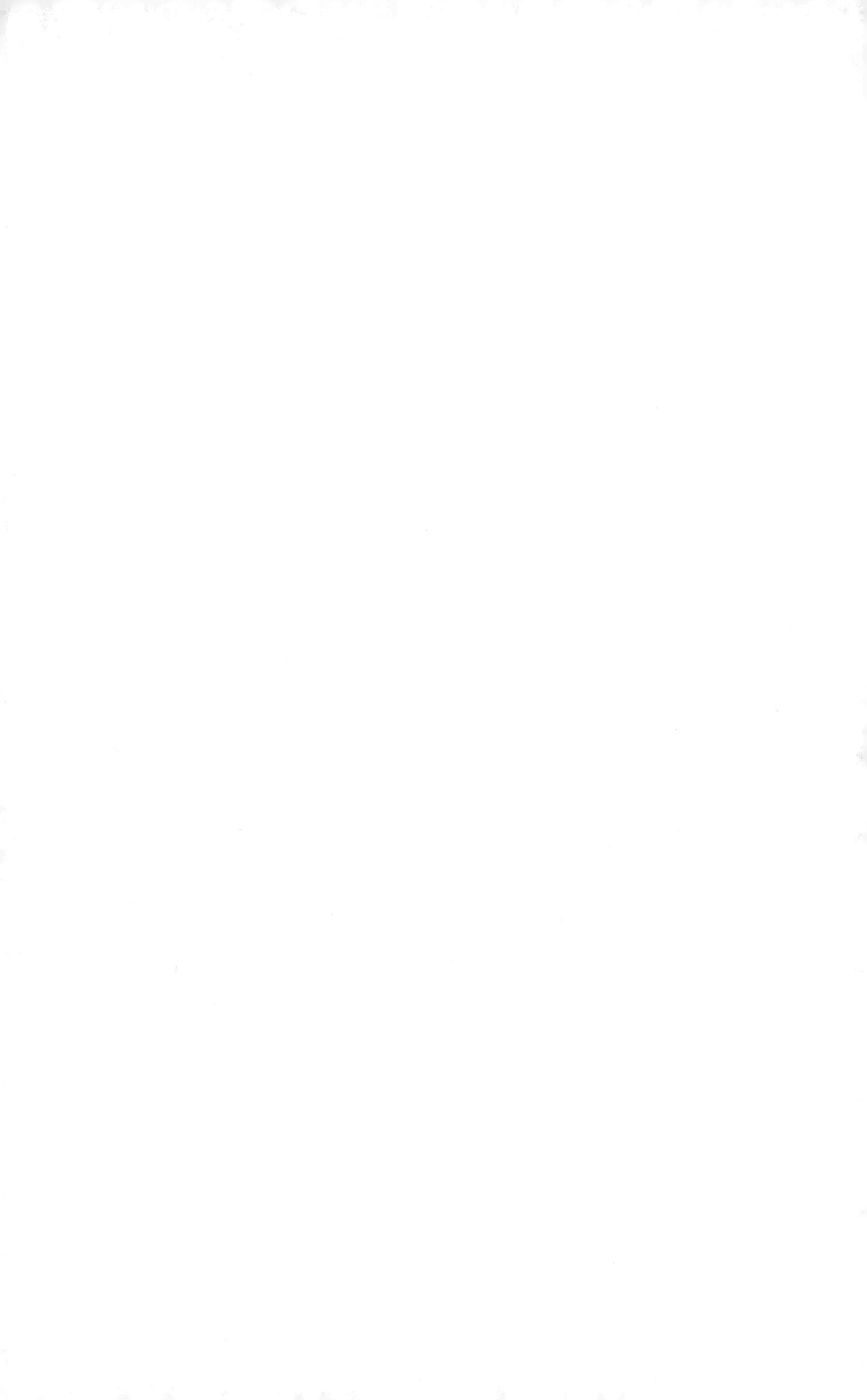